CONCOURS

POUR UNE CHAIRE D'ANATOMIE.

# L'ÉVOLUTION DU FŒTUS.

## THÈSE

PRÉSENTÉE ET SOUTENUE

A LA FACULTÉ DE MÉDECINE DE PARIS,

Par A. Aug. DUMÉRIL,

DOCTEUR EN MEDECINE ET ÈS SCIENCES NATURELLES,
AGREGÉ EN EXERCICE A LA FACULTÉ DE MEDECINE,
AIDE DE PHYSIOLOGIE COMPAREE AU MUSEUM D'HISTOIRE NATURELLE.

*Difficillimum adgredior laborem et exitum vix promitto, qui lectori satisfaciat Primordia enim hominis ipsa natura velat..*
(Haller, *Physiol.*, t. VIII, p. 1, § 1).

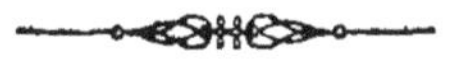

PARIS.

IMPRIMERIE DE FAIN ET THUNOT,

Rue Racine, 28, près de l'Odeon.

1846

## JUGES DU CONCOURS.

*Professeurs de la Faculté de médecine.*

MM. ROUX, président.
A. BÉRARD.
BLANDIN.
CRUVEILHIER.
GERDY,
MARJOLIN,
MOREAU.
PIORRY.
VELPEAU.

*Membres de l'Académie de médecine.*

MM. BARON.
HUSSON.
LONGET.
POISEUILLE.
RENAULT.

Secrétaire du jury : M. AMETTE.

| COMPÉTITEURS. MM. | Jours. | ARGUMENTÉS PAR MESSIEURS | | | |
|---|---|---|---|---|---|
| GOSSELIN. | Janvier 28 | DUMÉRIL. | DENONVILLIERS. | SANSON. | GIRALDÈS. |
| CHASSAIGNAC. | — 30 | DESPRÈS. | BÉCLARD. | BOURGERY. | GOSSELIN. |
| DUMÉRIL. | Février 2 | DENONVILLIERS. | SANSON. | GIRALDÈS. | CHASSAIGNAC. |
| DESPRÈS. | — 4 | BÉCLARD. | BOURGERY. | GOSSELIN. | DUMÉRIL. |
| DENONVILLIERS. | — 6 | SANSON. | GIRALDÈS. | CHASSAIGNAC. | DESPRÈS. |
| BÉCLARD. | — 9 | BOURGERY. | GOSSELIN. | DUMÉRIL. | DENONVILLIERS |
| SANSON. | — 11 | GIRALDÈS. | CHASSAIGNAC. | DESPRÈS. | BÉCLARD. |
| BOURGERY. | — 13 | GOSSELIN. | DUMÉRIL. | DENONVILLIERS. | SANSON. |
| GIRALDÈS. | — 16 | CHASSAIGNAC. | DESPRÈS. | BÉCLARD. | BOURGERY. |

A MON PÈRE

A. M. C. DUMÉRIL,

MEMBRE DE L'INSTITUT (ACADÉMIE DES SCIENCES),
PROFESSEUR A LA FACULTÉ DE MÉDECINE DE PARIS,
PROFESSEUR-ADMINISTRATEUR AU MUSÉUM D'HISTOIRE NATURELLE, ETC., ETC.

---

A LA MÉMOIRE

DE

M. D. DELAROCHE,

MÉDECIN EN CHEF DE LA MAISON ROYALE DE SANTÉ,
AUTEUR DE L'ANALYSE DES FONCTIONS DU SYSTÈME NERVEUX.

Mon grand-père maternel.

---

A

M. FLOURENS,

SECRÉTAIRE PERPÉTUEL DE L'ACADÉMIE DES SCIENCES,
MEMBRE DE L'ACADÉMIE FRANÇAISE,
PROFESSEUR-ADMINISTRATEUR AU MUSÉUM D'HISTOIRE NATURELLE.

A. AUG. DUMÉRIL.

# SOMMAIRE.

# L'ÉVOLUTION DU FŒTUS.

Faire connaître les différentes phases de la vie embryonnaire, depuis l'instant où se forment l'ovule et les premiers linéaments du nouvel être, jusqu'à l'époque où le développement de ses organes lui permet de supporter sans danger le contact du monde extérieur, et de vivre d'une vie propre, indépendante des connexions maternelles : telle est la tâche qui nous est imposée. En d'autres termes, nous devons, en suivant, en quelque sorte pas à pas, les progrès de l'organisme naissant, et en ne négligeant l'observation détaillée d'aucune des parties qui le composent, tracer un tableau complet de l'évolution du fœtus humain. Or, il importe de tenir compte des difficultés sans nombre que l'observateur doit surmonter pour arriver a ce résultat. La première, et sans contredit la plus sérieuse, est de faire sur des œufs humains une série d'observations telles, que l'œil puisse avec sûreté saisir dans son ensemble la succession des phénomènes dont se compose la première période du développement. Il faudrait enfin qu'il fût possible d'étudier l'œuf, non-seulement au moment où il parcourt la trompe, et quand il vient de pénétrer dans l'utérus, mais encore d'assister aux changements qui annoncent que l'embryon va se former, et à ceux qui caractérisent l'apparition de ses premières traces.

De ces conditions indispensables, la première nous

manque. Jusqu'à ce jour, en effet, il n'a pas été donné de voir chez la femme des ovules dans les trompes, d'où la nécessité de s'en tenir, comme le fait M. Bischoff (*Traité du développ. de l'homme et des mamm., trad. par Jourdan*, 1843, p. 74), à des conjectures sur des caractères que devraient probablement présenter ces ovules si on les rencontrait dans cette région de l'appareil génital.

On n'a pas vu non plus dans l'utérus des ovules sans embryon, ou, s'il est arrivé qu'on en ait rencontré, les observations n'ont pas été faites avec assez d'exactitude, pour qu'il puisse en résulter une connaissance exacte des caractères que doit présenter l'œuf à cette époque. C'est ce que prouve évidemment l'analyse détaillée donnée par le même embryologiste, des faits recueillis par Home et Bauer, par Ed. Weber, par Thompson, par Wharton John et par Volkmann (*loc. cit.*, p. 110).

M. Rich. Owen professe sur ce point une opinion analogue à celle que nous venons d'énoncer. La détermination, dit-il, de l'époque du passage de l'œuf humain dans l'utérus après la fécondation, sa condition et sa structure, lorsqu'il vient d'être reçu dans cette cavité, sont encore des questions ouvertes aux investigations des physiologistes (*Notes aux Œuvres compl. de J. Hunter, trad. par Richelot*, t. IV, p. 124).

Une autre difficulté s'unit à la précédente dans l'étude de l'œuf humain; nous voulons parler de l'extrême rapidité avec laquelle l'œuf se développe dans les premiers moments et qui ne permet que difficilement l'observation des phénomènes primitifs.

Il faut enfin signaler une cause d'erreurs difficiles à éviter résultant le plus souvent d'un état maladif de l'œuf soumis à l'observation.

Si, en effet, pour la connaissance de l'évolution des fœtus d'animaux, on peut se procurer facilement des objets d'étude, il n'en est plus de même pour l'espèce humaine où l'anatomiste doit presque toujours se contenter d'observer des embryons dont une cause perturbatrice quelconque a provoqué l'avortement. Il est bien plus en droit de compter sur des résultats certains, quand une mort subite, surprenant en pleine santé des femmes à des époques diverses de la grossesse, mais surtout peu de temps après la conception, lui permet de soumettre à un examen éclairé des embryons que rien n'avait troublés dans leur développement.

En raison même des obstacles qui rendent difficile l'étude des premières périodes de l'évolution du fœtus humain, les anatomistes, pour parvenir à une connaissance exacte de tout ce qui se rattache au développement du nouvel être, ont été forcés de recourir à l'observation de ce qui se passe chez les animaux ovipares ; là, ne se rencontrent plus, en effet, les mêmes incertitudes. L'expulsion de l'œuf hors de l'appareil génital, avant qu'aucun des éléments du germe apparaisse à son intérieur ; la possibilité d'observer d'heure en heure les changements que produit l'incubation et les progrès rapides de l'embryon qui s'y développe : telles sont les causes faciles à comprendre de l'intérêt que les observateurs ont mis à connaître toutes les particularités de l'existence embryonnaire des animaux ovipares, et en particulier chez les oiseaux.

On conçoit donc, en laissant de côté les erreurs de Fabrice d'Aquapendente sur les diverses espèces de génération, comment ce grand anatomiste a pu dire, dans son traité *de formatione ovi pennatorum*, p. 1, *in Op. anat.* Padoue, 1625, que l'étude du développement des ovipares, et il avait surtout en vue celui des oiseaux, doit précéder les investigations relatives aux autres modes de formation, à cause des difficultés inhérentes à ces dernières.

Il n'y a donc pas lieu non plus de s'étonner que le célèbre Harvey, prenant pour guide Fabrice d'Aquapendente, comme il le dit lui-même, consacre le premier chapitre de son livre *de generatione animalium*, Londres, 1651, p. 1, à l'énumération des avantages qu'il y a de débuter par l'étude de l'œuf de poulet, de laquelle nous tirons, dit-il, des enseignements beaucoup plus sûrs, puisqu'elle nous est plus familière; il en résulte qu'elle répand de la clarté sur les phénomènes du développement de tous les autres animaux. Les œufs de poule, ajoute-t-il, quoique peu volumineux, offrent cependant cet avantage qu'il est facile de s'en procurer partout et en tout temps; on y observe aisément les premières traces et les progrès de la formation de l'embryon, et l'on voit ainsi quelle admirable prévoyance a réglé la succession de tous les actes dont elle se compose.

L'importance extrême des résultats auxquels pouvait conduire l'observation attentive de l'évolution du fœtus d'oiseau fut si bien comprise que depuis Aristote, qui le premier fit connaître le *punctum saliens*, de nombreuses recherches ont été faites sur ce sujet (1). Les beaux résultats obtenus par deux illustres anatomistes ont montré tout ce que l'on était en droit d'attendre d'investigations aussi délicates, entreprises par de tels hommes habitués à triompher de toutes les difficultés de l'observation. Nul en effet n'a dépassé sous ce rapport Malpighi, ni Haller, qui ont donné sur le développement de l'œuf de poule les détails les plus précieux ; le premier, dans sa dissertation épistolaire ayant pour titre : *De formatione pulli in ovo*, 1673, *et in Bibl. anat. Mangeti*, t. I, p. 274; le second, *in Op. minora*, t. II, part. 1 et 2, p. 54—553.

(1) On en trouve une indication précise dans Haller, *Op. min.* 1767, t. II, *pars* 1, p. 54.

De la connaissance exacte des diverses périodes dont se compose l'existence fœtale de l'oiseau, à la détermination précise des phases que les mammifères et l'homme en particulier parcourent dans leur évolution embryonnaire, il y avait loin : bien des observations devaient être faites, pour combler cette distance, et pour montrer les analogies et les différences entre le développement des vivipares et celui des ovipares. La science doit les premières tentatives faites dans ce but à Harvey, qui, favorisé par la munificence de Charles Ier, eut à sa disposition, pendant plusieurs années de suite, toutes les biches et toutes les femelles de daim tuées dans les chasses royales en automne et en hiver. Ces deux saisons sont les plus favorables pour ce genre de recherches, car c'est alors pour ces animaux le moment des amours. Il put donc observer un grand nombre de femelles à des époques variées de la gestation. C'est après avoir mis à profit ces riches matériaux et après avoir appris à connaître la marche que suit le fœtus du poulet pendant l'incubation, qu'il énonça cet axiome devenu si célèbre : *ovum esse primordium commune omnibus animalibus*, ou en d'autres termes, et par une généralisation plus large encore qui lui permettait de l'appliquer aux êtres du règne végétal comme à ceux du règne animal, *omne vivum ex ovo :* tout être vivant provient d'un œuf ( *loc. cit.*, *exerc.* 61 et 62, p. 210-217 ).

On reconnaît aujourd'hui que, soit en raison de l'état de la science au milieu du XVIIe siècle, époque à laquelle parut le livre de Harvey ; soit en raison de l'imperfection de ses moyens de recherches qui ne furent point secondées par l'emploi du microscope, l'anatomiste anglais a commis des inexactitudes et des erreurs, que ce n'est point ici le lieu de relever. Ce qu'il nous importe seulement d'établir, c'est que la connaissance de l'ovule des mammifères et de l'homme a échappé à ce physiologiste dont la découverte de la circulation a immortalisé la mémoire. Il était, en effet, réservé à Régnier De Graaf de montrer qu'il fallait chercher le produit que la femme et les femelles de mammifères fournissent pendant l'acte de la fécondation, ou, en d'autres termes, l'ovule, dans les organes auxquel il imposa le premier le nom d'ovaires, et qu'on avait toujours désignés jusqu'alors par l'expression impropre de testicules de la femme (*de mulier. Org. generationi inservient. in Bibl. anat.*, Mangeti, t. I, p. 610-612; ce traité fut publié en 1668).

Insistant plus qu'on ne l'avait fait encore sur la description des vésicules ovariennes indiquées par des dénominations diverses, regardées même par quelques-uns comme des hydatides, et décrites maintenant sous son propre nom, il fit connaître leur existence constante dans la série animale; de là, comme il le note, l'analogie entre l'homme et les oiseaux, pris comme types des animaux ovipares (*loc. cit.*, p. 620). Il poussa plus loin encore ce parallèle, et démontra que les parties de l'appareil génital femelle, que l'on avait jusqu'alors nommées conduits déférents, devaient être appelées oviductes, en raison de leurs usages.

C'était déjà un pas important fait dans le domaine de l'ovologie des vivipares. Une erreur cependant, commise par cet anatomiste, fut de regarder, à l'exemple de Van Horne, ces vésicules comme des œufs qui, subissant dans l'utérus une série de modifications, seraient destinés à former le nouvel être (1). Haller (*Elém. phys.*, t. VIII,

(1) On sait que presque à la même époque, Sténon (*Observat. anat. spectantes ova viviparorum. Actes de Copenhague de Bartholin*, p. 210-232, 1673, et *Bibl. de Manget*, t. I, p. 637) et Swammerdam (*Miraculum naturæ sive uteri muliebris fabrica*, 1672) émirent des idées

p. 12 ), a énuméré les objections faites à cette théorie par différents observateurs, entre autres par Leeuwenhoek qui s'étonne qu'on ait pu croire à la possibilité du passage de ces prétendus œufs à travers les trompes dont le diamètre est bien inférieur à celui des vésicules ovariennes. ( *Experim. et contempl. de ovario*, p. 28 et 29 ).

Nous avons déjà démontré plusieurs fois, dit Vallisneri (*Op. div.*, t. III, part. 2, cap. XIX, art. 12, p. 290), que les corps vésiculaires remplis de lymphe, dont les ovaires sont couverts, ce qui leur donne un aspect tuberculeux, ne sont pas des œufs; que l'œuf véritable est très-petit, très-diaphane, qu'il est toujours bien visible dans la trompe et dans l'utérus, mais très-rarement dans son follicule ou calice. Nous avons aussi fait remarquer la disproportion qui existe entre la grosseur des vésicules lymphatiques et l'étroitesse du canal de la trompe, qui ne peut sans aucun doute les recevoir, ni leur servir de conduit. Ceux qui soutiennent que les vésicules sont des œufs, répondent que l'œuf devient dix fois plus petit quand il entre dans la trompe; qu'il n'est pas recouvert d'une coque dure comme celui des oiseaux, mais seulement enveloppé d'une membrane flexible, ce qui lui permet de changer de forme, c'est-à-dire de s'allonger; et finalement que la substance de la trompe est membraneuse et conséquemment dilatable, comme l'ouverture de l'utérus par laquelle, lorsqu'elle est fermée, il semble impossible que puisse sortir un fœtus.

Ces réponses, purement spécieuses, ne peuvent satisfaire. L'œuf n'est et ne peut pas se faire plus petit,

---

analogues à celles de De Graaf, et que de là naquirent entre ces deux derniers anatomistes de violentes discussions sur la priorité que chacun d'eux revendiquait. Les historiens attribuent à la douleur qu'elles causèrent à De Graaf sa mort prématurée à l'âge de trente-deux ans.

particulièrement après avoir été fécondé; ce serait contre toutes les lois de la nature. En admettant même qu'il se rapetissât et, bien qu'il soit dépourvu d'une enveloppe dure et fragile, il ne pourrait jamais traverser un passage aussi disproportionnément étroit; car ce n'est pas seulement d'une ou de deux, mais de *plusieurs lignes* qu'il est trop gros, de l'aveu de De Graaf même. Et s'il était vrai que pour passer il dût s'affaisser et de rond devenir allongé, qui ne voit combien se trouverait dérangée la *très-délicate petite machine* contenue dans son intérieur, laquelle, comprimée, froissée, brisée, périrait, sans nul doute, chemin faisant?

De Graaf lui-même, du reste, avait constaté cette différence de volume entre les vésicules de l'ovaire et les œufs contenus dans la trompe; mais il explique le fait en disant que l'œuf était d'abord enveloppé par des membranes particulières, dont il s'échappe en laissant dans la masse, où il était d'abord contenu, ses tuniques qui se confondent avec le reste de l'ovaire (*loc. cit.*, p. 620).

Sans entrer ici dans les détails d'une discussion à laquelle les recherches de Baër, dont nous allons bientôt parler, n'ont laissé qu'un intérêt historique, disons seulement que l'autorité de Haller, unie à celle de Malpighi, de Vallisneri, de Morgagni et de Santorini, a fait regarder comme incontestable cette proposition, que les vésicules de l'ovaire ne sont pas des œufs.

Toutefois, comme il existe des preuves nombreuses, que c'est dans l'ovaire et, en particulier, dans la vésicule de De Graaf, qu'est l'origine du nouvel être, et Haller les énumère en détail, ce physiologiste admet, d'après ses observations sur la brebis (*loc. cit.*, p. 29 et 30), que les premiers phénomènes qui succèdent à la conception sont l'augmentation de volume, puis la rupture de l'une des vésicules, avec épanchement de sang à son intérieur, puis écoulement du liquide qu'elle contient, et que De Graaf compare à l'albumine de l'œuf d'oiseau, avec laquelle elle présente la plus grande similitude après la coction (*loc. cit.*, p. 611 ). Selon Haller, c'est de ce liquide que procède la formation de l'œuf et du fœtus.

De tout ce qui précède, il résulte que l'étude de l'ovologie des mammifères dut manifestement un de ses progrès aux travaux de Régnier De Graaf, qui s'efforça d'établir l'uniformité du mode de développement des animaux vivipares et des ovipares. Le résultat essentiel des travaux de cet anatomiste fut, en effet, de montrer que, chez les uns comme chez les autres, c'est de l'ovaire que provient le produit fourni par l'individu femelle dans l'acte de la reproduction. Mais, quoique le fait en lui-même soit réel, comme on le sait positivement aujourd'hui; les arguments employés par De Graaf furent insuffisants, puisqu'ils étaient fondés sur une observation fautive, les vésicules ovariennes n'étant point des œufs, comme il le croyait. La science attendait donc les preuves de la préexistence de l'ovule dans l'ovaire des mammifères et la démonstration positive de sa présence dans l'oviducte après la fécondation.

Les recherches sur ce sujet avaient été cependant continuées, et les travaux des habiles anatomistes Littre et Duverney, entrepris au commencement du siècle dernier, n'avaient pas encore donné de solution à ce difficile problème.

Cruikshank (*Philosophical transactions of London*, vol. LXXXVII (1797), p. 210), le premier, après De Graaf, qui n'avait vu qu'un seul œuf dans la trompe de Fallope, constata le fait d'une manière positive, dans ses expériences pour découvrir les œufs chez le lapin. J'en ai vu *trois* une fois, dit-il, *cinq* une autre fois, *sept* une autre , et *trois* une autre, en tout *vingt-huit.* Parmi les embryologistes modernes, Barry paraît être celui qui le plus fréquemment a fait la même observation. Il a trouvé en tout 230 œufs dans les trompes utérines du lapin (*Researches in embryol. Philos. trans.*, 1840, p. 565).

Les observations faites conjointement par M. Prévost de Genève et par M. le professeur Dumas, ont fourni les résultats les plus importants, en ce qu'elles sont venues avec les précédentes combler en partie les lacunes que laissait dans l'histoire de l'évolution du fœtus des mammifères l'incertitude où l'on était encore sur la possibilité de rencontrer des ovules dans les trompes. Ils prouvèrent la réalité des observations de De Graaf et de Cruikshank, par la découverte qu'ils firent d'un ovule dans l'une des trompes d'une chienne fécondée, et situé à quelques lignes du pavillon, et de plusieurs de ces mêmes petits corps, également dans les oviductes, sur une autre chienne (*De la génération des mamm. et des premiers indices du dév. de l'embr. Ann. des sciences nat.*, t. III, p. 123).

Voilà donc définitivement inscrite dans les annales de la science, mais plus d'un siècle après la publication du Traité de De Graaf, la confirmation si longtemps attendue des assertions de l'anatomiste hollandais. Ses observations, en effet, furent connues en 1672, et c'est en 1797 et en 1824, que parurent celles de Cruikshank et celles de MM. Prévost et Dumas.

Ces derniers ont expliqué comment il se fait que les ovules soient si difficiles à rencontrer dans les trompes : ils sont tellement petits qu'ils échappent le plus souvent aux investigations de l'observateur qui ne les voit qu'en apportant à ses recherches les soins les plus minutieux. Ceux que l'on rencontre dans les cornes de l'utérus de la chienne ont un ou deux millim. de diamètre au plus, tandis que les vésicules de l'ovaire en possèdent un de sept ou huit millim. au moins (*Prév. et Dum. loc. cit.*, p. 124 et 135). Un des points essentiels dans l'histoire du développement des mammifères manquait encore, tant que l'ovule n'avait point été vu dans l'ovaire. Or, Baër, célèbre par ses travaux embryologiques, a eu la gloire de faire cette découverte dont on comprend toute l'importance et toute la difficulté quand on songe combien de temps s'était écoulé avant que ce résultat eût été obtenu, et combien de tentatives infructueuses avaient précédé les siennes. Il faut reconnaître avec tous les auteurs modernes qui se sont sérieusement occupés de cette question, et comme le dit Carus, que Baër est, sans contredit, le premier qui ait fait des observations entièrement satisfaisantes sur la situation particulière des ovules, et sur leurs rapports dans l'ovaire (*Lettre sur la prés. d'œufs déjà formés dans l'ov. des fœtus femelles. Annales des sc. nat.*, 2ᵉ *série*, 1837, t. VII, p. 296).

S'appuyant avec raison sur ces deux principes que des œufs ne pouvaient pas être les vésicules de De Graaf elles-mêmes, expulsées de l'ovaire, et qu'ils ne pouvaient point s'être formés seulement dans les trompes par la coagulation du fluide des véhicules, Baër chercha les œufs dans les ovaires, et eut le bonheur de les y rencontrer. Il consigna ce fait dans sa *Lettre à l'Acad. impér. des sc. de St.-Pétersb. sur la format. de l'œuf dans l'espèce hum. et dans les mamm.*, *trad. par Breschet*. Voici comment il s'exprime : « En examinant les ovaires d'une chienne avant de les inciser, je distinguai dans presque toutes les vésicules un point blanc jaunâtre, nullement adhérent à l'enveloppe de la vésicule, mais nageant librement dans son liquide, comme la pression exercée sur la vésicule avec une sonde me l'a démontré. Poussé par la curiosité plutôt que par l'espoir d'avoir vu à l'œil nu les œufs dans les ovaires à travers toutes les tuniques des vésicules de De

Graaf, j'ouvris une de ces vésicules, j'en enlevai le point mentionné avec la lame du scalpel (tellement il fut facile de le distinguer d'avec le mucus environnant) et je le soumis au microscope. Quelle fut ma surprise d'apercevoir un ovule exactement semblable à ceux que j'avais trouvés dans les trompes ! Il est, en effet, digne d'observation, qu'une chose qui a fait l'objet de tant de remarques opiniâtres, et que les traités de physiologie nous ont représentée comme couverte d'un voile à jamais impénétrable, puisse être démontrée si facilement (p. 11, § 3). »

Notons, au reste, comme le fait remarquer Baër (*Comment. du mém. précéd. trad. par Breschet*), qu'il s'en est fallu de bien peu qu'il ne fût précédé dans sa découverte par MM. Prévost et Dumas. Il leur est en effet survenu deux fois en ouvrant des vésicules très-avancées, de rencontrer dans leur intérieur un petit corps sphérique d'un millimètre de diamètre. Mais il différait, ajoutent-ils, des ovules observés dans les cornes par sa transparence qui était beaucoup moindre (*loc. cit.*, p. 135). C'est ce qui les détourna de considérer ces globules comme des ovules pour lesquels ils proposèrent le nom de vésicules jusqu'à ce qu'on eût mieux étudié leur nature.

Il est incontestable que le petit volume de l'ovule qui a rendu si longtemps inutiles les recherches faites pour le trouver dans les oviductes, et que complique en outre la facilité avec laquelle il se détruit, devait offrir des difficultés plus sérieuses encore dans l'ovaire ; car on lui assigne un diamètre inférieur à celui qu'ont indiqué MM. Prévost et Dumas. Wagner, en effet, dit que les ovules, parfaitement formés dans l'ovaire, chez l'homme et chez les mammifères, mesurent à peine 1/15 ou 1/20 de ligne, et que rarement ils atteignent la grandeur de 1/10 de ligne (*Traité de Phys., Hist. de la Général. et du dév., trad. par Habets*; 1841, p. 47, § 20).

L'ovule a été également vu dans les vésicules ovariennes de la femme, non-seulement à l'état adulte, mais même dès le moment de la naissance, ainsi que l'a constaté Carus qui, dans l'examen qu'il fit sous le microscope, de l'ovaire d'une jeune fille décédée quatre jours après sa naissance, y vit très-distinctement des œufs plus ou moins grands, parfaitement indiqués par le vitellus et la vésicule primitive, lesquels se trouvaient pourtant encore étroitement enveloppés par la substance du follicule et de l'ovaire. Chez une jeune fille de quatre ans et demi, il trouva un ovule dans un état très-remarquable de développement caractérisé par l'existence bien prononcée du vitellus et de la vésicule primitive, munie de sa tache germinative (*loc cit.*, p. 298 et 299).

De tous les détails que nous avons donnés jusqu'ici, nous sommes en droit de tirer la conclusion suivante dont nous empruntons les termes au célèbre anatomiste Saxon que nous venons de citer : L'homme, de même que les mammifères, naît d'un œuf qui existe dans le follicule de l'ovaire déjà avant l'acte de la fécondation et qui a une très-grande ressemblance avec les germes d'œufs dans l'ovaire des ovipares (*loc. cit.*, p. 297). C'est cette proposition confirmative de celle de Harvey, mais fondée sur les observations les plus précises, qui a servi de texte au Prodrôme de Wagner (*Prodr. historiæ generat. hom. atque animal.* Leipzig, 1836, in-folio) où se trouve démontrée la remarquable analogie que nous venons de signaler, depuis l'œuf des polypes jusqu'à celui de l'homme.

Elles ont eu surtout pour but d'indiquer comment a été démontré ce fait que tout animal provient d'un œuf, et nous y avons insisté, parce qu'il est capital et domine toute l'embryologie.

Nous terminerons ici les considérations préliminaires

que nous avons cru devoir placer en tête de notre travail. Les détails qu'elles contiennent et qui sont destinés à nous préparer à l'étude abrégée de la constitution de l'œuf pendant la période qui précède la manifestation du nouvel être nous ont paru nécessaires, en ce que ce serait, à notre avis, laisser notre tâche incomplète et rendre obscure l'histoire de l'évolution du fœtus, que de ne pas y rattacher l'indication, sommaire à la vérité, des phénomènes qui se succèdent depuis l'instant où l'ovule se détache, jusqu'au moment où l'on distingue les premières traces du fœtus. Plusieurs de ces derniers nous échappent; mais la similitude qu'on a constatée pour ceux qui suivent, entre le développement de l'homme et celui des mammifères les plus voisins de lui par leur organisation, vient en aide à l'embryologiste. De l'étude de ces analogies jaillit donc une source précieuse de lumière.

Nous devons maintenant commencer par faire connaître rapidement la constitution de l'œuf, les changements qu'il subit dans la trompe et celles qui précèdent l'apparition des premiers linéaments de l'embryon après son arrivée dans l'utérus.

*L'Œuf*, tant qu'il est contenu dans l'ovaire, et avant d'être reçu par l'oviducte, est composé des parties suivantes:

1° Une *membrane externe* que l'on peut, avec Baër, Wagner et d'autres anatomistes, nommer *chorion* et qui est désignée indifféremment par les noms de *membrane vitelline corticale*, ou de *zone transparente*. Elle est épaisse, hyaline, transparente, élastique et sans texture déterminée; elle a une épaisseur moindre dans l'ovule humain que dans les ovules des autres animaux.

2° Le *jaune* ou *vitellus* qui offre des variétés suivant qu'on étudie l'œuf à des degrés divers de maturité ou dans des espèces animales différentes et dont la couleur, ordinairement jaunâtre, est cependant variable. Il se compose ordinairement de trois parties élémentaires distinctes, qui sont un liquide limpide, de nature albumineuse, de très-petits granules en nombre fort considérable chez certains animaux et enfin des gouttelettes d'huile. M. Bischoff n'a pas trouvé que le jaune de l'œuf humain et de celui d'autres animaux fût composé ainsi : il est formé, suivant lui, d'une masse cohérente indistinctement granulée, transparente, visqueuse, qui ne s'étale pas quand on fend ou quand on écrase l'œuf, chaque lambeau de la zone transparente conservant son segment de jaune, ou celui-ci s'échappant tout entier (*loc. cit.*, p. 11). Le même auteur cite encore quelques particularités, mais peu importantes, que lui ont offertes les granulations du jaune dans l'espèce humaine. Indépendamment de la membrane externe, en existe-t-il une autre immédiatement appliquée sur le vitellus ? Wagner l'admet positivement et donne le nom de membrane vitelline à la tunique très-fine et transparente qui, suivant lui, se place entre celui-ci et la zone transparente (*Prodr.*, p. 4). Cette opinion est rejetée par MM. Bischoff et Coste, aussi ce dernier a-t-il proposé d'appliquer cette dénomination de membrane vitelline, à l'enveloppe la plus extérieure de l'œuf, c'est-à-dire à la zone tranparente, indiquant par là que celle-ci est la seule membrane enveloppante du vitellus (*Embryog. comp.* 1837, t. 1er, p. 79 ).

3° Le *disque proligère* ou *vitellin* qui est une dépendance du contenu granuleux de la vésicule de De Graaf. — Les granules qui composent ce dernier semblent être réunis par un liquide visqueux, sous forme de membrane ; ils le sont très-fortement, surtout dans les environs de l'œuf qui est inséré dans une masse de ces granules, condensée en forme de disque, laquelle reste plus ou moins attachée à l'ovule, lorsque celui-ci sort de la vésicule ovarienne. On pourrait, à l'exemple de M. Pappenheim, considérer ce disque comme une sorte d'épithélium de la couche granuleuse, placé entre le vitellus et la zone transparente, épithélium qui, au moment de la sortie de l'œuf, lui reste adhérent.

La membrane vitelline, le jaune et le disque proligère ne sont pas les seuls éléments constitutifs de l'œuf, il nous reste à parler de la vésicule et de la tache germinatives.

4° La *vésicule proligère*, dite *germinative* par Purkinje, qui l'a le premier rencontrée en étudiant l'œuf ovarique d'oiseau (*Symbolæ ad ovi avium hist. ante incubat. Lips.* 1830, 4°, p. 3). Il vit qu'elle représente une vésicule sphérique un peu comprimée, consistant en une membrane très-ténue remplie d'un liquide propre qui, dit-il, est peut-être le fluide séminal, *lymphâ propriâ, fors generatrice, repletam*, d'où provient cette épithète de germinative par laquelle il la désigne. On la nomme aussi vésicule de Purkinje en l'honneur de cet anatomiste. Complétement méconnue dans l'œuf des mammifères par Baër pour lequel l'ovule même représentait cette vésicule, elle y fut trouvée et décrite à peu près en même temps par M. Coste (*loc. cit.*, p. 61), et par M. Bernhardt (*Symbolæ ad ovi mammalium hist. ante prægnationem*, 1834) et le professeur Valentin. C'est donc, comme le reconnaît M. Bernhardt lui-même, à l'embryologiste français dont le nom se rattache d'une manière si intime et si honorable à toute l'histoire de l'évolution du fœtus, qu'appartient le mérite d'avoir, par cette découverte, montré l'analogie remarquable qui existe entre l'œuf des mammifères et celui des oiseaux.

Le vésicule de Purkinje, dans les premiers temps de la formation de l'ovule, est située au centre de celui-ci et plongée dans le vitellus. Lors qu'on traite l'ovule par l'eau bouillante, on voit le canal qui va de la vésicule à la surface de l'œuf (*Icones phys. Wagner*, tab. II, fig. II). Mais à la maturité de celui-ci, cette vésicule qui mesure à peine 1/60 de ligne chez l'homme et chez les mammifères, tandis qu'elle offre un volume proportionnel bien plus considérable chez beaucoup d'animaux, apparaît toujours distinctement sous la forme d'un anneau clair; elle est placée immédiatement contre la paroi interne de la membrane vitelline.

5° La *tache proligère* ou *germinative* vue pour la première fois par Wagner (*Traité d'Anat. comp.*, p. 351), a reçu le nom de cet anatomiste. En examinant au microscope la vésicule germinative, et en employant un grossissement de quatre à cinq cents diamètres, pour l'œuf humain, dont la tache germinative ne dépasse pas 1/300 ou 1/200 de ligne, l'anatomiste que nous citons a toujours trouvé dans toutes les espèces animales cette tache, qui est opaque et arrondie. Elle a été vue sur des ovules de petites filles, ainsi que nous l'avons dit précédemment, en parlant des recherches de Carus sur des ovaires appartenant à de très-jeunes enfants; on l'a observée aussi chez l'adulte et Wagner en donne une représentation (*Prodr.*, tab. II, fig. XXXIII); mais elle disparaît très-facilement, ainsi que la vésicule de Purkinje, sous l'influence d'un commencement de putréfaction; aussi est-il plus difficile de l'étudier chez la femme que chez les animaux où l'examen peut être fait immédiatement après la mort. Unique, en général, chez les mammifères, quelquefois double et composée d'un grand nombre de granules, elle est nommée par Wagner le véritable germe de l'animal (*Prodr.*, p. 5). Cependant on ne possède pas de notions précises sur le rôle qu'elle est appelée à jouer dans le développement de l'embryon. M. Courty (*De l'œuf et de son dév. dans l'esp. hum.*, Montp., 1845) dit qu'elle manque dans un certain nombre d'espèces animales; d'autres, et ce sont les plus nombreux, admettent la généralité de son existence.

L'ordre d'apparition des différentes parties de l'œuf, d'après certains embryologistes, serait le suivant : d'abord la tache germinative, puis la vésicule de Purkinje et, enfin, le vitellus; de là, l'idée de comparer la tache de Wagner au nucléole de la cellule, la vésicule à son noyau et le jaune à la cellule elle-même; de sorte que la formation du vitellus, comme cellule, serait la conséquence de la préexistence du noyau; selon d'autres, au contraire, l'ordre d'apparition est inverse, et le vitellus serait une cellule mère par rapport à la vésicule germinative, qui serait une cellule jeune. En dernière analyse, on n'a pas de notions bien précises sur le rôle de cette vésicule et de cette tache; ce que l'on sait le plus positivement, c'est que l'une et l'autre disparaissent de très-bonne heure, peut-être même avant la fécondation. On sait cependant que l'aire transparente, qui est la première manifestation du futur embryon, est une formation toute nouvelle indépendante de ces deux parties de l'œuf.

Telle est la description sommaire de l'ovule, où nous avons eu surtout en vue de faire ressortir ce que sa structure offre de particulier dans l'homme ou dans les mammifères, lesquels ont avec lui de très-grands rapports au point de vue de l'embryologie.

Voilà donc déjà un premier pas fait dans le champ si vaste de l'évolution du fœtus. Tant de phénomènes importants appelleront successivement notre attention, que nous avons dû nous efforcer de décrire brièvement, mais toutefois aussi clairement que nous avons pu le faire, la constitution de l'ovule avant l'acte de la fécondation.

C'est là, pour nous servir de l'expression de Wagner,

le prodrome indispensable pour que les détails, dans lesquels nous devrons entrer, puissent être compris.

Voyons maintenant ce que devient l'œuf dans une période ultérieure à celle que nous venons de parcourir.

Une question pleine d'actualité et dont la solution n'est pas encore complète, se présente aussitôt : Sous quelles influences l'ovule se détache-t-il de l'ovaire?

Bien des travaux ont été récemment entrepris sur ce sujet, et le débat n'est pas entièrement vidé; il est assez avancé cependant pour qu'il y ait utilité à nous y arrêter quelques instants.

Il faut noter d'abord, en nous réservant d'y revenir plus tard, que la rupture des vésicules de De Graaf et la sortie des ovules, sont la conséquence première de l'acte de la fécondation.

Mais ces phénomènes peuvent-ils avoir lieu indépendamment de cette influence; en d'autres termes, y a-t-il chez les mammifères, et chez la femme en particulier, comme chez les oiseaux, chez le plus grand nombre des poissons osseux et chez certains cartilagineux autres que les raies, les squales et les chimères, une ovulation ou ponte spontanée, sans que le rapprochement sexuel ait lieu (1)?

Cette similitude entre les ovipares et les vivipares, remarquable en ce que, si elle est réelle, comme toutes les observations tendent à le démontrer, généralise le fait de la préexistence des germes; cette similitude, disons-nous, avait été entrevue par Cuvier.

Les faits énoncés par MM. Duvernoy (*C. rendus des séances de l'Acad. des sc.*, 1843, t. XVII, n° 4, p. 141), Négrier (*Rech. anat. et phys. sur les ovaires*, 1840, p. 69), Coste, dans son cours au Muséum en 1836; Bischoff (*loc.*

(1) Voir pour ces faits d'anatomie comparée les *Éléments des sciences naturelles* de mon père, 4ᵉ édit., 1830, t. II, § 985 et 1117.

*cit.*, p. 36 et 37, et *Ann. des Sc. nat.*, 1843, t. xx, p. 93, et 3ᵉ série, t. II, p. 104, 1844), Pouchet (*Théorie posit. de la fécond. des mam.*, *Résumé et concl.*, p. 137), et Raciborski (*Ann. des sc. nat.*, 1843, 2ᵉ série, t. xx, p. 101), et dans son livre intitulé *De la puberté et de l'âge crit. chez la femme et de la ponte périod.*, 1844, p. 359-432, ont donné sur ce point de la science de nombreux et intéressants détails. Nous nous bornons à indiquer les ouvrages dans lesquels ils sont consignés ; car leur énoncé, même sommaire, nous aurait entraîné trop loin ; on en trouve, d'ailleurs, un résumé concis et exact dans le mémoire intéressant tout récemment publié par M. Courty (*loc. cit.*, p. 59-67).

La conclusion que l'on peut tirer de tous ces faits, judicieusement rassemblés par ces physiologistes, est la suivante : chez les femelles de mammifères comme chez la femme, et M. Pouchet a établi que cette loi est commune à toute la série animale, l'ovaire émet ses ovules indépendamment de la fécondation.

On trouve, en effet, sur cet organe, en l'absence de tout rapport sexuel, et alors même que la virginité est intacte, des indices de la sortie des ovules, indices constitués par des produits de formation nouvelle nommés corps jaunes, dont nous parlerons plus loin.

On a encore déduit un corollaire important de ces observations ; il est relatif à la périodicité de l'émission des ovules. En établissant une analogie qui ne semble pas forcée entre la menstruation de la femme et les phénomènes caractéristiques de l'époque du rut chez les mammifères, ou, pour nous servir d'une expression plus générale qui puisse s'appliquer à toute la série zoologique, en admettant qu'il y a chez tous les animaux, à des époques déterminées, une surexcitation périodique des organes génitaux, on a regardé comme positif le fait que l'instant où l'ovule se détache de son organe formateur coïncide avec cette dernière.

La chute de l'ovule hors de l'ovaire est-elle déterminée par l'état fluxionnaire qui, chez la femme, donne lieu à l'hémorrhagie menstruelle, ou bien, au contraire, cette dernière est-elle la conséquence de cette sorte de ponte périodique? A cette question, il est difficile de donner une réponse satisfaisante. Il paraît, dit M. Bischoff (*Ann. des sc. nat.*, 2e série, t. II, p. 144), que la sécrétion sanguine de l'utérus commence lorsque l'œuf est encore enfermé dans la vésicule de De Graaf, et qu'il n'en sort qu'à la fin de cet écoulement. Nous avons entendu M. Coste professer à cet égard une opinion qui nous paraît très-judicieuse, et que M. Courty a bien reproduite dans les termes suivants: De ce qu'il y a coïncidence entre ces faits, il n'est pas prouvé qu'il y ait entre eux causalité. Tout ce qu'on reconnaît, c'est que les deux phénomènes se lient probablement à une seule et même cause d'un ordre plus élevé, à celle qui tient à la fois sous son empire et les faits matériels et les phénomènes instinctifs de la fonction reproductive (*loc. cit.*, p. 66).

En raison de la spontanéité de la ponte, le rapprochement des sexes n'est donc qu'une circonstance accidentelle relativement à la formation, à la maturation et à la sortie de l'œuf, comme le démontrent les faits observés par M. Bischoff (*Ann. des sc. nat.*, 1843, 2e série, t. XX, p. 93). Les autopsies cadavériques pratiquées par M. Raciborski, sur des femmes offrant tous les caractères de la virginité avec les traces de rupture récente de vésicules ovariennes, viennent également à l'appui de cette proposition (*loc. cit.*, p. 421-428). Pour le développement ultérieur, au contraire, il constitue un acte de nécessité absolue en l'absence duquel l'œuf se détruit lors de son passage à travers les trompes ou après son arrivée dans l'utérus.

Bien que sous l'influence de l'orgasme vénérien un ovule puisse peut-être se détacher de l'ovaire et que la conception alors soit possible, il est plus probable qu'elle aura lieu si l'introduction du fluide séminal dans les organes de la génération correspond à l'époque où la sortie de l'œuf est spontanée. Cette coïncidence est regardée par M. Bischoff comme tellement indispensable, qu'il pose sous forme de loi l'axiome suivant : La maturation périodique d'un œuf est la condition essentielle de la conception ; ce n'est qu'à cette époque que l'accouplement est suivi de grossesse, il est infructueux à tout autre moment (*Ann. des sc. nat.*, 1844, 3e série, t. II, p. 143). Il y a sans doute de fortes présomptions en faveur de cette loi ; elle ne repose cependant pas encore sur un nombre assez considérable de faits positifs pour pouvoir être admise sans aucune restriction.

Mais laissons de côté maintenant l'examen des causes sous l'influence desquelles l'ovule s'échappe de l'ovaire pour étudier rapidement les phénomènes qui précèdent et accompagnent cette expulsion, puis ceux qui lui succèdent, d'où résulte la formation des corps jaunes. Les changements qui surviennent dans la vésicule de De Graaf, au moment où elle va se rompre, ont été décrits en partie par Haller, qui ne voyait dans l'augmentation de son volume et de sa vascularité que des phénomènes consécutifs à la conception. Il en serait de même, suivant lui, des corps jaunes ; il regarde comme inexactes les observations déjà faites alors, et positivement confirmées aujourd'hui sur leur existence dans les ovaires de femmes vierges et de femelles de mammifères non encore soumises aux approches du mâle. Comme De Graaf et Morgagni, il dit n'en avoir jamais rencontré dans ces dernières circonstances, et malgré l'autorité de Buffon et d'autres écrivains célèbres qui affirment le contraire, il a, dit-il, beaucoup de motifs de ne pas croire à l'exactitude de leurs assertions (t. VIII, p. 32). Il n'avait pas non plus des idées exactes sur la nature et le mode de formation de ces mêmes corps jaunes, comme le prouve le passage suivant, dans lequel il regarde le *corpus luteum* comme un tubercule qui chasse l'œuf de l'ovaire : *Etiam in damis fibrosum tuberculum, quo ovum ab ovario liberatur, primum a conceptione subnascitur* (*loc. cit.*, p. 32). C'est donc aux descriptions des observateurs modernes qu'il faut avoir recours pour prendre une idée exacte de cette période de l'histoire de la génération.

Les quelques lignes suivantes, empruntées à la physiologie de Wagner, la font parfaitement connaître, ainsi que les belles figures qu'il a jointes à son texte, et qui sont les 6e et 7e de la planche 2e, *in icon. physiol.* :

« A l'époque des amours, dit-il, quelques œufs arrivent à maturité dans les follicules de De Graaf chez les mammifères; à la suite de l'accouplement, le sang afflue en plus grande quantité dans l'ovaire, la membrane très-vasculaire du follicule se gonfle, les granules ou cellules de son intérieur se développent et changent considérablement; il en résulte un accroissement et un épaississement des parois du follicule, surtout à sa base et sur les côtés, tout à fait analogues à ce que l'on observe dans la capsule ou calice chez l'oiseau. L'ovule et le reste du contenu granuleux du follicule sont poussés, par suite de ce travail, vers la face supérieure qui regarde le péritoine: celle-ci s'amincit de plus en plus et finit par se rompre, de sorte que l'ovule sort, et qu'il reste dans le follicule une cavité qui disparaît bientôt par l'accroissement continu de la membrane interne. Une masse rougeâtre et comme charnue s'élève des parois et remplit peu à peu la cavité d'où l'ovule est sorti. On a donné à un follicule ainsi transformé le nom de corps jaune, *corpus luteum*; chez l'homme et chez plusieurs mammifères, la couleur en est, dans la suite, réellement jaune; chez d'autres, elle est rougeâtre ou blanchâtre. Chez quelques animaux, le corps jaune se gonfle très-fortement : chez le cochon, par exemple, la cavité est remplie de sang coagulé qui souvent présente une apparence dendritique. A côté de ces corps on en trouve d'autres plus petits, retirés sur eux-mêmes, et provenant de conceptions antérieures. Ils sont réellement jaunes et ont un volume double de celui des follicules mûrs et encore pleins; leur section fait reconnaître que leur cavité s'est remplie par l'accroissement de leurs parois, et qu'il ne reste qu'une cicatrice ou une petite fente au milieu (*loc. cit.*, p. 128). »

Si nous devions écrire une histoire de la génération, et surtout si nous n'avions hâte d'arriver à l'exposition des phénomènes ultérieurs du développement, il serait indispensable de discuter certaines questions dont le simple énoncé doit suffire pour le but que nous nous proposons. Ainsi, en premier lieu, les détails donnés jusqu'ici sur l'ovule et sa préexistence dans l'ovaire avant la fécondation, et fondés sur l'observation directe et rigoureuse des faits, nous dispensent de passer en revue les différents systèmes relatifs à la génération. Une seule théorie peut être admise et l'est en effet par les physiologistes modernes : nous voulons parler de celle dans laquelle on regarde la formation du nouvel être comme l'évolution d'un germe préexistant, mais dont le développement ne pourrait avoir lieu sans l'influence vivifiante du fluide séminal.

En second lieu, s'il fallait énumérer les preuves nombreuses de cette théorie, il faudrait exposer et discuter les hypothèses émises sur le rôle de la liqueur séminale, et en particulier sur ces corps singuliers appelés animalcules spermatiques, mais auxquels convient mieux le nom de spermatozoïdes que leur a donné M. Duvernoy, et dont la véritable fonction paraît être, par suite du mouvement qu'ils impriment aux molécules du sperme, de maintenir ce fluide dans sa composition normale et peut-être de faciliter sa progression à travers les organes génitaux.

Nous ne pouvons pas nous arrêter davantage à faire connaître les avis longtemps partagés des physiologistes sur la question de savoir où s'opère l'acte de la fécondation.

Les observations de Barry, de Wagner, et plus particulièrement de Bischoff, ne permettent plus de douter que le sperme puisse arriver jusqu'à l'ovaire avant que les vésicules s'ouvrent (*Traité du dévelop.*, p. 21). Tout porte donc à admettre que la fécondation de l'ovule peut avoir lieu dans cet organe. La liqueur séminale se rencontre également dans les trompes où l'œuf peut très-probablement se développer. De ces faits observés directement sur les mammifères et qu'il y a tout lieu de supposer analogues chez la femme, résulte la possibilité des grossesses ovariennes, ou abdominales, ou tubaires, sur la réalité desquelles les observateurs ne sont pas d'accord.

Nous voici donc arrivés à cette période où l'ovule se détache de l'ovaire, soit qu'il ait déjà subi dans la vésicule de De Graaf l'influence fécondante du sperme, soit qu'il ne doive en ressentir les effets que dans la trompe ou dans l'utérus. Le pavillon de la trompe se redresse et vient s'appliquer contre l'ovaire par un mécanisme particulier dû sans doute, soit à une sorte d'érection, comme le dit Haller (t. 8, p. 28), soit aussi à la contraction des fibres appartenant au système musculaire de la vie organique, et qui forment deux couches, l'une extérieure longitudinale, et l'autre intérieure circulaire, ou qui, suivant le professeur Purkinje et le docteur Pappenheim, seraient disposées en double spirale. Ce dernier anatomiste regarde comme normale la présence de quelques minces fibres de même nature, non-seulement, ainsi que l'a dit M. Pank de Dorpat, dirigées de la trompe vers l'ovaire et l'enveloppant, mais encore dans l'épaisseur des ligaments larges. Quoi qu'il en soit, et nous laissons de côté les cas où l'œuf subit des déviations dans sa marche, il pénètre dans le pavillon de la trompe, puis dans ce canal, où sa progression est facilitée surtout par la contraction musculaire de la trompe, et secondairement par les cils vibratiles dont est muni l'épithélium de sa membrane muqueuse. Mais, comme le dit le professeur Wagner (*Phys.*, p. 131), on est dans le doute sur la question de savoir jusqu'à quel point ces contractions musculaires ou les mouvements ciliaires aident au transport de l'œuf.

L'acte mystérieux de la fécondation étant accompli, il faut maintenant étudier les changements que l'œuf subit. Or, relativement aux phénomènes qui caractérisent cette époque première du développement humain, les observations manquent, ainsi que nous l'avons dit en commençant. Il faut donc nécessairement s'en tenir à la description de ce qui s'observe chez les mammifères. Parmi ces derniers, le chien et le lapin offrant dans leur évolution ultérieure beaucoup d'analogie avec celle de l'œuf humain, on peut assez logiquement conclure que ces premières phases du développement ne doivent pas être très-différentes chez l'homme, de ce qu'elles sont chez ces animaux.

En raison même de l'obscurité qui règne encore sur les modifications primitives, nous décrirons avec peu de détails celles que fournit l'embryologie comparée; car ce ne sont aujourd'hui que des pierres d'attente destinées sans doute à être remplacées plus tard par des observations faites sur l'espèce humaine elle-même.

Des observations de M. Bischoff sur un très-grand

nombre d'œufs dans les trompes du chien et du lapin, on peut déduire que les modifications qu'ils subissent sont les suivantes :

1° La vésicule germinative qui s'est dissoute, soit avant que l'œuf ait quitté l'ovaire, soit après son entrée dans la trompe, ne peut plus être retrouvée ;

2° A mesure que l'œuf s'approche de l'utérus, son volume augmente ;

3° Autour de la zone transparente de l'œuf du lapin, il se forme une couche d'albumine qui a quelque analogie avec celle des œufs d'ovipares, et dans laquelle se trouvent des spermatozoïdes, ce qui n'existe pas autour de l'œuf de la chienne, dont la zone est cependant couverte de ces petits corps;

4° Le disque proligère disparaît peu à peu par suite de la dissolution des granules qui le composent;

5° Il survient un phénomène, observé d'abord dans les œufs des batraciens, et qui est constant dans ceux des mammifères : il consiste en une division remarquable du vitellus en plusieurs masses arrondies, dont le nombre augmente rapidement à mesure que l'œuf s'avance vers la matrice, et d'où résulte pour ce vitellus l'apparence d'une mûre. Cette transformation en sphères qui sont formées par les granulations vitellines, et qui doivent évidemment naissance à la résolution du jaune, ne se fait pas au hasard, mais au contraire d'une manière très-régulière : c'est là d'ailleurs un caractère distinctif remarquable entre les œufs fécondés et ceux qui ne le sont pas, la division se faisant toujours avec irrégularité dans ces derniers (Bischoff, *Ann. des sc. nat.*, 1844, t. II, p. 135). De deux sphères qui se forment d'abord, en proviennent quatre qui se divisent en huit, puis celles-ci en seize; mais leur nombre ne paraît pas dépasser trente-deux.

Enfin, on n'aperçoit encore aucune trace de la tache embryonnaire.

Quant à l'état de l'œuf humain dans la trompe, on ne peut émettre que des probabilités; cependant, d'après ce que l'on a observé chez le chien et le lapin, on est peut-être en droit de supposer, avec le professeur de Heidelberg, que dans cet œuf, par suite de son petit volume, qui ne doit pas dépasser 1/10 ou 1/12 de ligne, la segmentation du jaune qui a sans doute également lieu, comme tout porte à le penser, s'observerait difficilement. Il serait surtout important de pouvoir constater la durée du séjour de l'œuf dans la trompe; or, les observateurs sont loin d'être d'accord sur ce point. Si cependant on compare la durée de ce séjour dans différents ordres de mammifères, et qui est de trois jours chez le lapin, de quatre à cinq chez les ruminants, et de huit à dix chez le chien, on voit que l'œuf parcourt l'oviducte avec d'autant plus de lenteur que l'animal occupe un rang plus élevé dans la série zoologique (1). On peut donc admettre que l'œuf humain mettra plus de temps encore à traverser le canal interposé à l'ovaire et à l'utérus. Aussi paraît-il raisonnable de ne pas s'attendre à le trouver dans ce dernier organe avant le douzième ou même le quatorzième jour qui suit l'acte de la fécondation.

L'orifice utérin de la trompe, si étroit hors de l'état de la gestation, se dilate un peu pour laisser pénétrer dans l'utérus l'œuf dont le développement, avant l'apparition des premiers indices d'une prochaine formation de l'embryon, parcourt une période dont nous ne dirons que peu

---

(1) Les femelles du chevreuil, comme le montrent les observations de M. Pockels, offrent une anomalie singulière; chez elles, les œufs mettraient environ trois mois à parcourir les trompes (*Arch. de Muller*, 1836, et *Phys.*, t. II, p. 688).

de choses, mais qui offre de l'intérêt. Les études embryologiques faites sur le lapin et sur le chien, ont en effet permis de constater certaines particularités.

A la division du jaune précédemment décrite, succède une autre transformation par suite de laquelle les granules se portant du centre à la circonférence où ils s'accumulent, représentent une membrane tapissant la face interne de la zone, et à laquelle on a donné le nom de *vésicule blastodermique* ou *germinative*. Cette dénomination est tirée du rôle qu'elle est appelée à jouer, puisque c'est à son intérieur que doivent apparaître les premiers vestiges de l'embryon.

L'union de cette membrane de nouvelle formation avec la zone extérieure est si intime, que pour l'observateur qui n'a pas assisté au mode de production que nous venons d'indiquer, l'œuf, dont les dimensions ne dépassent pas 1/2 ou 3/4 de ligne, paraît composé d'une seule membrane. Il se montre alors, comme le dit M. Coste, sous l'aspect d'une vésicule cristalline parfaitement homogène (*Embr.*, p. 109). L'espace qu'occupait le vitellus dont la condensation a servi à former la vésicule blastodermique est rempli par un liquide transparent.

L'immersion de l'ovule dans un liquide déterminant un phénomène d'endosmose, il s'opère une séparation dans ses parois, qu'on voit alors être doubles et manifestement composées des deux membranes dont nous venons de parler. L'examen à l'aide de verres grossissants démontre que l'externe est sans structure et assez ferme : c'est elle qui, par le développement de villosités, deviendra l'enveloppe par le moyen de laquelle l'œuf contractera des connexions intimes avec la matrice. C'est donc avec raison que Baër a adopté le nom de chorion pour désigner cette membrane intérieure de l'œuf ou zone transparente. La seconde ou l'interne, c'est-à-dire la vésicule blastodermique, est composée de globules devenus difformes par leur pression mutuelle.

A cette phase en succède une autre de la plus haute importance et caractérisée par une accumulation de cellules qui produisent dans le point où elles se sont réunies l'apparence d'une tache : de là l'expression de *tache embryonnaire* dont s'est servi M. Coste pour la désigner. C'est elle que Baer nomme *cumulus proliger*, et M. Bischoff, *area germinativa;* dénominations qui montrent l'uniformité des opinions de ces embryologistes sur la nature de cette tache qui, pour tous, est le point de départ du développement de l'embryon. Ces observateurs sont encore d'accord sur un autre point capital : nous voulons parler de la division de la vésicule blastodermique en deux feuillets, au niveau et un peu au delà du cumulus proligère. Cette observation a une grande importance en ce qu'elle établit une remarquable analogie entre l'œuf des mammifères et celui des oiseaux où Pander et Doellinger les ont découverts (Pander, *Métam. de l'œuf, trad. par Breschet, Arch*, t. 1er, p. 186).

De ces deux feuillets, l'un qui est externe, a reçu les épithètes de *séreux* ou *animal;* l'autre, qui est interne, est nommé feuillet *muqueux* ou *végétatif.* Ces expressions sont empruntées aux usages qu'ils sont destinés à remplir dans le développement embryonnaire.

Pour avoir une idée exacte de cette sorte de dédoublement de la membrane qui nous occupe, il faut se représenter que, dès le moment de sa formation, elle tend à s'épaissir par une accumulation de cellules qui subissent des transformations à la face externe et à la face interne, d'où résulte le caractère particulier que chacune de ces deux surfaces affecte. Les premiers rudiments des vaisseaux se développant dans son épaisseur, une distinction s'établit naturellement entre la portion de la vésicule qui est située en dedans des vaisseaux et celle qui, au contraire, leur est extérieure. Les trois feuillets muqueux, vasculaire et séreux se trouvent de la sorte constitués.

Il serait sans utilité de suivre ici pas à pas le développement comparatif et détaillé de l'œuf de lapine et de chienne jusqu'à l'apparition de l'embryon, c'est-à-dire jusqu'au dixième jour environ pour la première, dont la gestation est d'un mois, et jusqu'au vingtième environ pour la seconde, qui porte pendant soixante jours, car les modifications correspondantes dans l'œuf humain sont encore inconnues. Disons seulement que l'œuf de lapine, lorsqu'il acquiert un volume d'une ligne et demie à une ligne trois quarts, et celui de chienne, quand il atteint une dimension d'une ligne à une ligne et demie, perdent leur forme circulaire pour devenir elliptiques; que, un ou deux jours après, concurremment avec une augmentation de volume, ils contractent avec l'utérus, au moyen des villosités développées à la face externe du chorion, une union intime qui en rend l'extraction fort difficile. Cette adhérence serait due, suivant M. Coste, à la formation d'une membrane adventive comparée par lui à la membrane désignée dans l'ovologie de l'homme sous le nom de membrane caduque.

Il faut enfin mentionner l'adhérence qui s'établit en outre très-promptement entre la face interne de cet organe et le feuillet externe de la vésicule blastodermique; l'accroissement des dimensions de l'aire germinative; l'apparence nouvelle qu'elle présente par suite de sa division en un anneau obscur, entourant un espace plus clair; la tranformation qu'elle subit dans sa forme qui devient elliptique et enfin l'apparition dans le sens de l'axe longitudinal de cette ellipse d'une ligne plus claire placée entre deux amas obscurs, formant ensemble un ovale : ces dernières transformations sont les premières traces du germe. Nous avons déjà dit, au début de cette dissertation, en cherchant à montrer quels secours importants l'embryologiste tire de l'étude de l'ovologie comparée pour la connaissance des états probables par lesquels doit passer l'œuf humain, que les observations n'avaient pas encore porté d'une manière satisfaisante sur cette phase du développement. Il faut donc nécessairement se contenter de ce que les analogies permettent de supposer. Ainsi tout porte à admettre que, dans un œuf humain de cette période et dont le volume doit varier depuis un huitième de ligne jusqu'à quatre à cinq lignes, on devrait pouvoir constater l'existence de la vésicule blastodermique, et de la tache embryonnaire ; puis dans ce point, la division de cette vésicule en deux feuillets ; enfin que sur son chorion devraient se trouver les premières traces des villosités.

Toutes les phases dont se compose le développement du fœtus se lient d'une manière si intime les unes aux autres, la description de l'une d'elles exige si impérieusement la connaissance de celle qui l'a précédée, que, ne pas débuter dans l'exposition de l'évolution du fœtus, par l'indication préalable de l'état primitif dont les périodes subséquentes ne sont que des modifications et des transformations successives, ce serait s'exposer à rompre une chaîne dont pas un anneau ne peut être enlevé. Telles sont les considérations qui nous ont engagé à suivre la marche que nous avons adoptée. Ainsi, comment comprendre les changements que va nous présenter l'aire germinative (*area germinativa*), le rôle que vont jouer les feuillets séreux et muqueux de la vésicule blastodermique, si nous ne connaissions ni cette aire, ni ces feuillets ; en outre quelle idée précise se faire de ces derniers, si nous n'avions assisté à leur mode de formation, aux dépens du vitellus ? Quel sens enfin aurait eu pour nous ce mot, sans la connaissance que nous en a fournie l'étude de l'ovule encore contenu dans la vésicule de De Graaf, dont la description est, en réalité, le point de départ de l'histoire du développement ? Nous avons au reste, en agissant ainsi, suivi des modèles qu'on ne saurait trop chercher à imiter. En effet, MM. Coste dans son Embryogénie comparée, M. Valentin dans son Manuel de l'histoire du développement de l'homme, et M. Bischoff dans son Traité sur le même sujet, ont tous débuté par la description de l'œuf. Après ces explications sur le plan adopté par nous, poursuivons l'étude de notre sujet.

A l'époque où nous sommes arrivés, quelles modifications subit l'aire germinative ? C'est ce qu'il n'est possible d'exposer, d'une manière satisfaisante, qu'en s'appuyant sur les observations faites sur les mammifères. Or, le traité *ex professo* de M. Bischoff sur le développement du lapin, où sont discutées les opinions de MM. Prévost et Dumas, Baër, Coste et Reichert, ont mis en possession de certains faits, qui, avec ceux de ces observateurs qu'il a confirmés, fournissent une notion assez exacte des progrès très-rapides que l'œuf présente alors.

De même que dans l'oiseau, on voit se former, dans l'aire germinative, un anneau extérieur obscur, qui, en raison de son apparence, reçoit le nom d'aire obscure (*area obscura*) et auquel, par analogie avec ce qui a lieu dans le poulet, on peut imposer celui d'aire vasculaire (*area vasculosa*). Dans cet anneau obscur on distingue un espace clair dont la transparence est évidemment le résultat d'une accumulation moins considérable de vésicules ; d'où la dénomination d'aire transparente (*area pellucida*), par laquelle on la désigne. Ces deux parties sont visibles, sur l'un et l'autre feuillet de l'aire germinative. Quant à la nature de la ligne obscure déjà mentionnée, occupant l'axe de l'aire germinative, et qui, tout en conservant ce rapport, devient l'axe de l'aire transparente, il règne du désaccord entre les anatomistes. Elle est décrite comme une ligne noire par MM. Prévost et Dumas. Elle est, disent-ils, la moëlle épinière ou son rudiment (*Ann. des sc. nat.*, 1824, t. III, p. 128). Pour Baer, l'embryon futur se montre sous la forme d'un écusson, résultant de ce que le milieu de l'aire germinative se soulève. La ligne ou bandelette primitive serait, suivant lui, le germe de la colonne vertébrale. Est-ce là, au contraire, un enfoncement, comme l'ont dit d'abord MM. Delpech et Coste, et plus tard M. Reichert, qui donne à cette ligne, le nom de gouttière primitive? La réponse à cette question nous entraînerait trop loin, et elle doit être renvoyée, jusqu'au moment où nous nous occuperons du développement de l'axe cérébro-spinal.

C'est, d'ailleurs, comme nous pouvons le dire par anticipation, cette dernière opinion qui semble la plus probable; mais plus tard, cette gouttière se transforme en un canal, qui devient le tube médullaire de l'axe cérébro-spinal. Quant à la petite portion obscure que constituent les deux amas obscurs eux-mêmes, qui bordent la bandelette primitive, et qui subit les mêmes changements de forme que l'aire transparente, qui, comme elle enfin, devient pyriforme, d'ovalaire qu'elle était d'abord, puis qui affecte, en même temps qu'elle, la forme d'une guitare ou d'un biscuit, cette petite masse obscure constitue, ainsi que l'a dit Baer, les premiers linéaments du corps de l'embryon. C'est de ces derniers que proviennent les lames dorsales formées des portions situées sur les côtés de la gouttière primitive; les lames dorsales, à leur tour, contiennent bientôt après les rudiments des vertèbres, sous la forme de petites lames carrées, qui sont d'abord au nombre de quatre de chaque côté, comme le montrent la fig. 53 de l'atlas de Bischoff, et la fig. 9 de la pl. III de celui de Wagner.

Les portions latérales des premiers linéaments de l'embryon donnent naissance à deux renflements convergents peu à peu vers la cavité de la vésicule blastodermique, c'est-à-dire, du côté de la région antérieure de ce qui doit devenir le nouvel être (1) : ce sont les lames ventrales ou viscérales, formées comme les dorsales, par le feuillet extérieur ou séreux de la vésicule blastodermique ; elles sont destinées à produire les deux moitiés de la paroi abdominale antérieure.

A une époque très-rapprochée de celle où la gouttière primitive se transforme en canal, pour devenir le tube médullaire celui-ci se renfle du côté de l'extrémité céphalique et se soulève au-dessus du plan de la vésicule blastodermique. La même chose se remarque, mais d'une manière moins marquée, pour l'extrémité caudale. De ce soulèvement, et sans doute aussi du développement de ces parties de l'embryon, qui tendent à se rapprocher et qui finissent par se réunir, résulte la formation de deux cavités, l'une céphalique, l'autre caudale.

La première a reçu de Wolff le nom de fosse cardiaque, parce que c'est là que se verront plus tard les premiers vestiges du cœur ; la seconde bien moins marquée a été nommée, par le même anatomiste, fosse inférieure. A propos du développement du tube digestif, nous donnerons plus de détails sur ces cavités qui sont un premier rudiment des extrémités antérieure et postérieure de l'intestin. Il suffit, pour l'instant, de signaler l'existence de ces deux soulèvements, que l'observateur qui examine du côté de l'intérieur de la vésicule blastodermique ne voit pas très-nettement, parce que les par-

---

(1) Il faut se rappeler que si l'on ouvre la vésicule blastodermique du côté opposé à celui où se rencontre l'embryon, on voit celui-ci par sa face ventrale.

ties ainsi soulevées sont recouvertes par le feuillet muqueux ou végétatif qui accompagne le feuillet séreux, et qui est entraîné dans ces cavités avec ce que nous connaîtrons sous le nom de feuillet vasculaire. C'est à cette disposition qu'est due la formation de ce que l'on nomme les capuchons céphalique et caudal. Le feuillet séreux, au reste, y contribue également par suite d'une disposition remarquable au moyen de laquelle il constitue l'amnios en se réfléchissant du pourtour de la grande ouverture abdominale de l'embryon sur toute la surface de ce dernier.

A peu près en même temps que se manifestent ces derniers progrès, il en survient un autre consistant en la formation des premiers rudiments du système circulatoire. C'est une sorte de feuillet vasculaire, dont nous avons déjà dit quelques mots, bien moins étendu que les feuillets séreux et muqueux de la vésicule blastodermique entre lesquels il est situé : il ne dépasse pas les limites de l'aire transparente. La disposition des vaisseaux dans cette membrane, leur mode de communication avec les vaisseaux qui se forment dans l'embryon, et surtout avec le canal cardiaque, devront être l'objet d'un examen spécial à propos de l'histoire du développement des vaisseaux.

Maintenant que nous connaissons les premiers changements éprouvés par l'œuf après son arrivée dans l'utérus, il faut indiquer une modification remarquable de cet organe dont nous n'avons pas encore parlé pour ne pas interrompre l'ordre sérial des perfectionnements successifs décrits jusqu'ici, mais dont il est indispensable d'avoir, dès à présent, une idée générale : nous voulons parler de la *membrane caduque*.

Il ne peut nullement entrer dans notre plan de faire connaître les nombreuses discussions auxquelles a donné lieu la description de cette membrane ; nous nous bornerons à un exposé succinct des deux principales opinions émises sur la nature de cette membrane.

Par suite du rapprochement des sexes, qu'il soit ou non fécondant, il se fait dans la cavité de l'utérus, une exsudation plastique, une sorte de fausse membrane, comme le disent les uns, à l'exemple de Harvey et de John Hunter, laquelle ne tarde pas à être le siége d'une vascularisation nouvelle ; ou bien, selon les autres, il survient une augmentation de vitalité dans la membrane muqueuse utérine qui acquiert ainsi une grande tendance à s'exfolier, et par là même de l'analogie avec une pseudomembrane.

Poursuivons d'abord l'hypothèse des premiers, nous nous occuperons ensuite de la seconde. Ainsi, cette membrane de nouvelle formation ou caduque vraie, qui n'occupe que la cavité du corps de l'utérus, car le col renferme une sorte de bouchon sécrété par les glandes muqueuses dites *œufs de Naboth*, passe au devant des orifices et du col et des trompes ; elle ne présente aucune ouverture. En raison de sa préexistence à l'arrivée de l'œuf dans l'utérus, au moment où celui-ci va pour pénétrer de la trompe dans cet organe, il trouve leur communication interrompue. Aussi l'œuf passe-t-il dans la cavité utérine, pour nous servir des expressions de M. le professeur Moreau (*Diss. inaug.*, 1814, n° 186, p. 29), en glissant entre les parois de cet organe et la membrane caduque qu'il refoule au devant de lui, comme le testicule, en passant de l'abdomen dans le scrotum, pousse au devant de lui la portion du péritoine qui, par la suite, doit former sa tunique vaginale. Cette portion ainsi refoulée constitue la caduque réfléchie. Pour parer à une objection qui a été faite à cette manière d'envisager la production de ce second feuillet, on peut faire observer, avec Muller (*Phys.*, t. II, p. 697), qu'il ne faut pas croire qu'elle soit l'effet purement mécanique d'un effort exercé par l'œuf : « Comme tous les actes organiques, dit-il, l'inflexion ou l'affaissement de la membrane sur elle-même est le résultat des forces vivantes qui président à la nutrition et qui lui impriment une certaine direction. »

A mesure que l'œuf acquiert des dimensions plus considérables, la caduque réfléchie se rapproche davantage par sa face interne de la face également interne de la caduque vraie, entre lesquelles se rencontre, dans les premiers temps de la gestation, le liquide décrit par MM. Velpeau et Breschet, et nommé par ce dernier hydropérione ; mais, à partir du troisième mois, cette cavité n'existe plus, les deux caduques se sont réunies l'une à l'autre. L'examen de la disposition de cette membrane pendant la durée de la gestation montre qu'au niveau du placenta, il n'y a pas interruption de la membrane, comme on aurait pu le supposer d'après le mécanisme dont nous venons de donner l'explication. Entre le placenta et l'utérus, au contraire, cette membrane se continue ; cette disposition est due, a-t-on dit, à une formation secondaire : de là, pour cette nouvelle exsudation membraneuse, le nom de caduque sérotine.

C'est ainsi que les professeurs Moreau (*loc. cit.*), Muller (*Phys.*, t. II, p. 696-987), Wagner (*Phys.*, p. 157-160), et Flourens (*Cours sur la gén., l'ovol. et l'embryol., rédigé par M. Deschamps*, 1836, p. 133), décrivent la membrane caduque.

M. Coste est, parmi nous, l'antagoniste le plus prononcé de cette opinion. Cette exsudation, qui précède l'arrivée de l'œuf dans l'utérus, est pour lui un produit anormal, qu'il suppose pouvoir être la cause de grossesses extra-utérines ; c'est là, du moins, comment cet auteur explique les cas de ce genre où l'on rencontre la membrane caduque, bien que l'œuf n'ait pas pénétré dans la matrice. Sa préexistence, suivant cet embryologiste, serait donc anormale. Il partage l'opinion d'abord émise par Hunter, savoir que la membrane qui nous occupe est due à l'exfoliation de la membrane muqueuse, laquelle tapisse la face interne de l'utérus. Cette idée, abandonnée plus tard par ce dernier anatomiste, a été reproduite par Baër et Oken.

M. le professeur Cruveilhier (*Anat. descr.*, t. IV, p. 813) a reproduit les arguments qui militent en faveur de cette opinion. Ainsi, d'après ses observations directes, M. Coste nie que les orifices des trompes soient clos par la membrane caduque, qui, au contraire, se prolongerait à leur intérieur. La continuité de la portion de la membrane caduque, nommée inter-utéro-placentaire, et le reste de la caduque vraie, est telle, que l'on ne peut admettre qu'elle soit le résultat d'une formation secondaire, qu'il y ait là, enfin, une caduque sérotine. L'identité est parfaite entre l'aspect de la face interne de la caduque et celui de la surface libre de la membrane muqueuse utérine, leur structure est semblable; on n'y rencontre pas cependant les cils vibratiles de cette membrane muqueuse, comme le fait remarquer M. Pappenheim; et c'est là, suivant lui, une objection qui a quelque valeur, quoiqu'il reconnaisse qu'il peut bien se faire peut-être que cette production épithéliale ait disparu.

Suivant cette hypothèse, il n'y a de pseudo-membrane que celle qui se fait autour de l'œuf et qui constitue le feuillet interne de la caduque. Mais, selon M. Bischoff (p. 109 et 110), indépendamment de la membrane muqueuse qui en est le feuillet direct, il entre dans la composition de celui-ci une exsudation plastique. Ainsi, il y aurait cette différence de structure entre les deux feuillets, que l'externe serait la membrane muqueuse elle-même ou seule (Coste), ou unie à une lymphe coagulable (Bischoff), et c'est peut-être de là que pourrait être tirée la plus forte objection ; car, quant à la reproduction de la membrane muqueuse, après chaque parturition, il est permis de la regarder comme possible, d'autant plus qu'elle n'est sans doute pas expulsée en totalité (1).

Quoi qu'il en soit, la membrane caduque est appelée à jouer plus tard un rôle important dans l'évolution du fœtus, et c'est pour cela que nous avons cru devoir lui consacrer un paragraphe. C'est en effet par suite de son épaississement dans un point de la surface interne de l'utérus que se formera le placenta utérin, si important pour l'établissement futur des connexions vasculaires entre la mère et le fœtus. Or, ces connexions se complétant par le développement considérable que la membrane extérieure de l'œuf, ou le *chorion*, acquiert dans le point correspondant au placenta utérin et où s'organise le placenta fœtal, c'est ici le lieu de parler de ce chorion.

Nous aurons d'ailleurs peu de chose à dire, quant à présent, sur cette membrane; le point le plus intéressant de son histoire est relatif à la formation du gâteau placentaire dont il ne sera question que plus tard, et comme complément en quelque sorte de la description du développement du système circulatoire. A l'époque reculée où nous sommes et où l'aire germinative, n'a encore subi que les changements précédemment indiqués, le chorion n'a que peu d'importance : c'est la membrane la plus extérieure de l'œuf. Nous la connaissions déjà sous le nom de

---

(1) Il est presque inutile de rappeler ici que la membrane muqueuse utérine, si longtemps niée, existe réellement. MM. Krause et Pappenheim y ont démontré la présence des cils vibratiles et des glandes mucipares. Ce dernier enfin, qui a fait de la structure de la matrice une étude toute spéciale, a confirmé ce que Berres a dit des papilles de cet organe, principalement au niveau du col.

membrane vitelline, et le nom de chorion que lui a imposé Baër dès le moment où l'œuf s'échappe de la vésicule de De Graaf, montre que cet habile embryologiste avait compris quelles devaient être ses fonctions ultérieures. Tout ce qui se rapporte à sa description jusqu'à ce moment nous est connu. Il nous suffit donc de dire maintenant que cette membrane, située en dehors du feuillet séreux de la vésicule blastodermique, s'unit à ce dernier dès que l'amnios est complétement formé, et ne peut plus dès lors en être séparé; qu'à la face externe de ce chorion se développent promptement de petites villosités cylindriques provenant de son tissu, et qui facilitent son adhérence avec la membrane caduque en dedans de laquelle il est placé. Notons enfin qu'il est transparent, qu'il paraît être de nature fibreuse, et qu'il ne renferme dans son épaisseur aucun vaisseau ni aucun nerf.

Quant à la riche vascularisation qui s'établira plus tard dans le point correspondant au placenta utérin, elle ne lui appartient pas en propre; on ne doit considérer que comme destinées à servir de support aux vaisseaux les villosités que nous verrons se multiplier et acquérir des dimensions remarquables au niveau de ce point, contrairement à ce qui a lieu sur le reste de la surface de cette membrane.

A cette période reculée appartient encore la formation de l'amnios (1).

Nous avons dit précédemment qu'au moment où l'embryon commençant se détache du plan de la vésicule blastodermique par ses extrémités céphalique et caudale,

---

(1) Les rapports intimes de cette membrane avec l'embryon sont indiqués par sa dénomination même, car le mot grec ἄμνιον, dérivé de αμα et de ειναι, signifie *être ensemble*. Le mot grec χωριον est forme du verbe χωρειν, contenir.

la portion du feuillet séreux qui se continue avec les bords de l'espèce de nacelle que représente le nouvel être se réfléchit sur lui. Il se forme là comme un pli de ce feuillet séreux, de telle sorte que la portion réfléchie est double; car autrement l'expression par laquelle Baër indique cette duplicature du feuillet séreux serait fautive. Loin de là, sa justesse a été confirmée par les embryologistes venus après lui, qui ont vu qu'il y a deux lames dans le point où s'opère la réflexion. De ces deux lames, l'interne se continue, comme nous venons de le dire, avec l'embryon, l'externe avec le feuillet externe de la vésicule blastodermique. D'une ténuité extrême, et exactement appliqué sur le rudiment embryonnaire, le pli s'étend sur ses parties latérales et postérieure. Par une disposition analogue à celle que nous décrirons en parlant de l'occlusion des parois de l'abdomen, et d'où résulte la formation de la cicatrice ombilicale, le double feuillet dont il s'agit vient, par suite de l'accroissement qu'il acquiert et de son extension sur les régions latérales et dorsales, former à la partie supérieure du dos un ombilic dit dorsal ou amniotique. Entre la lame interne qui va constituer à elle seule l'amnios et le fœtus, un liquide s'interpose : c'est la liqueur amniotique. Par suite d'une autre accumulation de liquide à la face interne du feuillet séreux de la vésicule blastodermique, une séparation s'établit entre les deux feuillets du pli, qui ne tiennent plus l'un à l'autre qu'au niveau de l'ombilic amniotique. Or, celui-ci venant à se fermer complétement, et le prolongement qui l'unissait à la lame externe de la duplicature se rompant, cette lame externe, devenue indépendante de l'amnios, complète le feuillet séreux de la vésicule blastodermique. Ce dernier, ainsi séparé de l'embryon, s'unit au chorion, comme nous l'avons dit, et la disposition première ne peut plus être constatée; elle est regardée par M. Bischoff comme tout à fait générale.

M. Coste a constaté, par l'observation directe sur le fœtus humain, que l'amnios se forme ainsi, et que par conséquent il y a une analogie parfaite avec ce qui se passe chez les oiseaux et chez les mammifères. Il a vu des fœtus mesurant à peine une ligne de long renfermés dans la cavité amniotique, et dont l'amnios ne tenait au feuillet externe de la vésicule blastodermique que par un pédicule grêle, allongé. « Le point par lequel ce pédicule tient à l'amnios, ajoute ce professeur, marque ainsi la place où l'ombilic amniotique, vient de se clore chez l'homme; au lieu d'être situé, comme chez les oiseaux, au niveau de la région sacrée, il se trouve, comme chez les mammifères, à la hauteur des membres antérieurs. » (*Comptes rendus des séances de l'Acad. des sc.*, 1843, 2e sem., t. XVII, p. 861).

La description des changements subis par l'aire germinative à l'époque la plus rapprochée de son apparition ne pouvait être faite, nous l'avons dit, que d'après les mammifères, en raison de la promptitude plus grande encore avec laquelle la succession des phénomènes a lieu dans l'œuf humain, et de la rareté des objets d'étude; c'est donc l'embryologie comparée qui a fourni les détails précédents. Les œufs humains, les plus jeunes qui aient été vus, ne devaient pas avoir plus de douze à quatorze jours : l'embryon n'a pas alors plus d'une ligne de longueur. A vingt-cinq jours, comme il a été quelquefois permis de le constater, l'embryon est long de deux à trois lignes. Or, et c'est là pour nous le point capital, les recherches attentives faites sur ces œufs ont montré qu'entre l'homme et les mammifères il n'y a pas, relativement à la formation des premiers linéaments du nouvel être et des parties accessoires que nous connaissons jusqu'ici, des différences tranchées. Ainsi, pour celui qui a assisté aux phénomènes déjà décrits de l'évolution des mammifères, le plan général de celle du fœtus humain est en quelque sorte complétement connu. Étant donc en droit d'accepter les traits caractéristiques de ce développement, en raison de leur extrême analogie avec ce qui a lieu dans l'espèce humaine, il résulte de leur ensemble une sorte d'ébauche ou d'esquisse qui sera notre point de départ pour le tableau de l'évolution complète de l'embryon qu'il nous reste à tracer.

Déjà, en effet, nous connaissons en partie les enveloppes de l'œuf; nous avons quelques notions sur la situation respective des points d'où doivent procéder la partie centrale du système osseux, l'axe cérébro-spinal, l'appareil circulatoire et le canal intestinal. C'est à indiquer l'ordre d'apparition, non-seulement de ces différents organes principaux, mais encore de ceux qui leur sont annexés, et exposer les progrès de leur développement jusqu'à la naissance, que le reste de notre travail doit être consacré.

*Quelques mots sur la théorie cellulaire.* La cellule est généralement regardée en Allemagne comme l'élément primordial de nos tissus; l'œuf lui-même a servi de point de départ pour l'édification de cette théorie, car la vésicule de Purkinje, ainsi que nous l'avons dit, a été regardée par les uns comme le noyau d'une cellule représentée par le vitellus, ou, au contraire, comme une cellule contenue dans une autre. Il convient donc de présenter quelques courtes considérations sur cette théorie, dite cellulaire, qui commence à s'introduire dans la science. Cette théorie est celle que Schleiden fonda par l'étude des organes des plantes et que Schwann a légèrement modifiée. Suivant le premier de ces micrographes, un petit corps qu'il appelle *nucléolule,* tend à appeler autour de lui des granulations dont l'ensemble est nommé pa Schleiden *noyau*,

toutes les parties de l'organisme, et l'autre à démêler ce qui appartient à chaque grand appareil en le suivant dans ses perfectionnements successifs depuis l'instant où il commence à paraître jusqu'à celui où cesse la vie fœtale, en réservant pour plus tard les études comparatives aux différentes phases de l'existence embryonnaire.

Or, de ces deux méthodes d'observation, la seconde évidemment est la plus propre à jeter du jour sur un sujet de recherches si délicates et si difficiles. Nous commencerons donc par morceler en quelque sorte le champ de nos observations en passant en revue tout ce que l'évolution du fœtus offre de plus saillant dans chaque grand appareil. L'ordre que nous suivrons dans notre exposition est celui qu'indique l'importance physiologique relative des différents organes. Ainsi nous débuterons par le système nerveux, dont la partie centrale paraît se développer avant tout autre point de l'organisme. Toutefois, en raison des problèmes qui subsistent encore à cet égard, et des discussions que ces problèmes soulèvent, nous nous en tiendrons à une expression simple et rapide des faits les mieux connus. A cette étude nous ferons succéder celle de l'appareil circulatoire dont le rôle est également si élevé, puis celle de l'appareil digestif et des organes glandulaires et pulmonaires qui s'y rattachent par leur mode d'origine. Les systèmes osseux, musculaire et cutané, fixeront ensuite notre attention, et nous terminerons par l'appareil génito-urinaire. Les lois qui semblent régir la marche de l'histogénie, et présider aux développements tératologiques, seront indiquées plus loin.

Comme complément enfin, et en substituant à cette étude analytique quelques considérations synthétiques, nous considérerons le fœtus comme un tout, dont nous chercherons à déterminer les différences caractéristiques, suivant les époques de la vie intra-utérine où il est soumis à l'observation.

### *Développement du système nerveux.*

*Développement du système nerveux central.* — Le système nerveux central est une émanation du feuillet séreux de la vésicule blastodermique.

A une époque très-rapprochée de la conception, les lames dorsales apparaissent, se développent et enferment un canal complet au côté dorsal de l'embryon.

Ce canal est le lieu où le système nerveux central doit bientôt apparaître sous forme d'un tube pellucide. Suivant Tiedemann, ce tube résulte de la sécrétion de la substance nerveuse à la paroi interne du canal constitué par les lames dorsales; suivant Bischoff, ce tube naît de la substance même du canal par une séparation de sa paroi interne, transformée en matière nerveuse. Nous serions tenté d'adopter cette manière de voir. Quoi qu'il en soit, un liquide pellucide remplit, dès cette époque, la cavité du tube. Nous donnerons dès à présent à cette cavité le nom de ventricule commun du système nerveux central.

Ce système se partage dès l'origine en deux moitiés distinctes, à savoir : une moitié troncale ou rachidienne, c'est la moelle épinière, et une moitié antérieure ou céphalique. Nous étudierons successivement ces deux parties du système nerveux central.

A. *Développement de la moelle épinière.* — Dès le début du développement, les parois du tube nerveux médian deviennent plus épaisses sur ses parties latérales; à ce degré, la moelle paraît formée de deux feuillets réunis sur la ligne médiane; ce sont les feuillets médullaires ou nerveux de Baër.

La ligne médiane de la paroi pellucide du tube demeurant mince et transparente, le tube semble divisé postérieurement dans toute sa longueur. Cette apparence a induit en erreur Tiedemann et bien d'autres anatomistes encore, qui l'ont donnée pour une réalité. Ceux même qui n'admettent point là primordialement une fente, prétendent qu'elle résulte d'une déhiscence ultérieure. La moelle serait alors ouverte dans toute sa longueur, et sa cavité fort large. Mais l'accumulation de la matière nerveuse oblitérant cette cavité, il n'en reste, chez l'adulte, d'autre trace que le sillon postérieur de la moelle. Telle est la détermination de Tiedemann; mais nous croyons qu'elle est erronée, et nous nous fondons sur les raisons suivantes :

Chez l'adulte, la moelle a un ventricule médian et ce ventricule est fort distinct du sillon postérieur; il est logé dans l'épaisseur de la commissure, entre son feuillet blanc et son feuillet pulpeux, contre les deux petits cordons longitudinaux de la commissure, indiqués pour la première fois par Gall et bien connus de M. Foville, mais que M. de Blainville a surtout bien décrits dans ses cours.

Ce ventricule est unique et placé sur la ligne médiane; il est immédiatement limité par une couche nerveuse transparente qu'entoure une lame blanche assez résistante, parcourue par des tubes nerveux moniliformes. Il est facile de l'injecter au mercure dans les grands animaux; je l'ai très-nettement aperçu sur des préparations faites par M. Gratiolet, sous les yeux de M. de Blainville, et cela non-seulement dans l'homme, mais encore dans le chien, le bélier, le cheval, la girafe et le chameau. M. Natalis Guillot l'a figuré dans plusieurs vertébrés inférieurs. Ce ventricule règne dans toute l'étendue de la moelle épinière; en haut, il s'ouvre dans le calamus du quatrième ventricule; en bas, le sinus rhomboïdal des oiseaux n'en est qu'une dilatation. Ce ventricule médian nous paraît correspondre au ventricule si vaste de la moelle de l'embryon.

Quant aux sillons antérieur et postérieur, ils résultent du développement extrême des feuillets latéraux de Baër autour du ventricule primitif.

Au début, la moelle épinière occupe toute la longueur du tube rachidien ; plus tard, elle semble se raccourcir et s'élever au niveau de la région lombaire. Cette ascension est-elle en rapport, comme le veut M. Serres, avec la disparition graduelle de la queue? n'y aurait-il pas quelque rapport plus immédiat de ce phénomène avec cette tendance à la centralisation qui caractérise les animaux supérieurs?

La substance nerveuse de la moelle épinière n'est point fibreuse au début de la vie embryonnaire; sa fibrillation est le résultat de la transformation des granules primitifs, transformation dont l'histoire est mystérieuse encore, malgré les recherches et les hypothèses hardies de Schwann.

B. *Développement de la partie céphalique de l'axe nerveux.* Le tube nerveux primitif, dans tous les embryons de vertébrés, présente à la tête trois renflements successifs auxquels on donne le nom de cerveau postérieur, de cerveau moyen et de cerveau antérieur.

Un peu avant de se renfler dans le cerveau postérieur, le tube nerveux est fortement coudé en avant et en bas. Un peu au delà, il se relève pour se courber bientôt de nouveau vers les parties inférieures; ces inflexions, surtout marquées chez l'embryon à son début, présentent chez les embryons plus âgés des courbures moins brusques; quoi qu'il en soit, les vésicules cébrales éprouvent successivement des modifications importantes sous l'influence desquelles elles s'élèvent graduellement aux formes définitives du cerveau parfait.

Nous étudierons ces modifications d'une manière sommaire dans les trois cellules cérébrales primitives.

1° *Développement du cerveau postérieur.* La première modification consiste dans la subdivision de la cellule primitive en deux cellules secondaires, l'une postérieure ou arrière-cerveau, l'autre antérieure ou cerveau postérieur proprement dit. La première correspond au quatrième ventricule ou plutôt au calamus, la seconde à la partie renflée du quatrième ventricule. Jusqu'au troisième mois la membrane propre du ventricule commun ferme en arrière cette cavité. Cette membrane n'est point, comme le voulait Tiedemann, une méninge, mais bien une lame nerveuse; elle est continue aux parois du ventricule médian de la moelle.

Mais bientôt, et vers le troisième mois, deux lames s'élèvent sur les côtés du quatrième ventricule de la partie céphalique des feuillets nerveux de Baër, marchent l'une vers l'autre en recouvrant le ventricule et se réunissent l'une avec l'autre sur la ligne médiane; ce pont nerveux est la base du développement ultérieur du cervelet. On voit apparaître en premier lieu les sillons que séparent les lobes. La distinction des lobules est postérieure. Les feuillets n'apparaissent que vers la fin de la vie embryonnaire. La partie postérieure du vermis, et les lobules latéraux, se développent les premiers dans le fœtus comme dans la série animale; nous n'insisterons point sur ces différentes particularités qui n'offrent aucune difficulté générale et n'ont point été d'ailleurs très-minutieusement étudiées.

Il est facile de voir que chez le fœtus comme chez l'adulte, le quatrième ventricule est une dilatation du ventricule de la moelle; le même fluide séreux en remplit la cavité.

2° *Développement du cerveau moyen.* Le cerveau moyen, comme Rathke le fait très-justement observer, est au début la plus considérable des vésicules cérébrales. Sa cavité est vaste et forme un large ventricule; ce ventricule communique en arrière avec le ventricule du cerveau postérieur, c'est-à-dire avec le quatrième ventricule.

Bientôt, le mouvement organique qui détermine la formation des feuillets latéraux de Baër, s'empare également des parois de cette vésicule; ces parois s'épaississent, cet épaississement correspond à la formation des faisceaux olivaires de Tiedemann. Cependant la cavité du ventricule s'oblitère aussi et passe à la forme de canal qu'elle gardera toute la vie. Ce ventricule correspond à ce qui sera plus tard l'aqueduc de Sylvius. En même temps la paroi supérieure du cerveau moyen devient plus épaisse par une accumulation nouvelle de substance nerveuse; deux sillons divisent crucialement cette masse et déterminent la séparation de quatre tubercules symétriques, tubercules quadrijumeaux. On aperçoit d'assez bonne heure le sillon médian qui sépare les deux masses symétriques, mais le sillon transverse qui les divise en deux n'apparaît que vers le cinquième ou sixième mois de la vie intra-utérine.

Pendant que les tubercules quadrijumeaux sont en train de se développer, l'inflexion ventrale qui succède à l'inflexion nuchale présente un épaississement qui s'élève de plus en plus, et dans lequel se développent ultérieurement les fibres transverses de la protubérance annulaire; à peu près à la même époque, c'est-à-dire vers le quatrième mois, l'entrecroisement des pyramides devient sensible et se prononce ensuite de plus en plus.

Le développement des tubercules quadrijumaux n'est point en rapport avec celui des autres parties de l'encéphale, en sorte qu'ils perdent bientôt la prédominance relative de leur volume; après avoir formé primitivement la plus grande des vésicules cérébrales, ils ne sont plus, vers le cinquième mois, que la moindre des masses encéphaliques.

3° *Développement du cerveau antérieur.* La vésicule du cerveau antérieure se subdivise, dès le premier mois, en deux vésicules secondaires, l'une postérieure ou cerveau intermédiaire, l'autre antérieure qui retient plus particulièrement le nom de cerveau antérieur

a. *Développement du cerveau intermédiaire.* Le prolongement des feuillets ou cordons latéraux sur les côtés de cette vésicule, donne naissance aux pédoncules cérébraux. Ces pédoncules portent à leur côté interne un renflement creux d'abord, de matière nerveuse : c'est la couche optique. La couche optique procède donc d'une vésicule qu'on aperçoit déjà vers la fin du second mois. Elle est déjà complétement massive vers le milieu du troisième. Un prolongement particulier de cette vésicule du cerveau intermédiaire entre les cuisses du cerveau, donne naissance à l'infundibulum. Quant au corps pituitaire, c'est, au dire de Rathke, une production du pharynx. Une hernie analogue du cerveau intermédiaire à sa partie supérieure, forme le premier vestige de la glande pinéale; elle apparaît vers le quatrième mois et ne présente point de concrétions à cette époque.

La commissure postérieure apparaît en même temps que la glande pinéale, et doit être considérée comme un débris de la paroi supérieure du cerveau intermédiaire.

Quoi qu'il en soit, la cavité de cette vésicule est singulièrement rétrécie par le développement des couches optiques. Elle constitue ce que nous nommons, chez l'adulte, le troisième ventricule. La commissure molle paraît se développer assez tard.

b. *Développement de la vésicule du cerveau antérieur.* Cette vésicule semble naître suivant une ligne courbe de la partie antérieure du cerveau intermédiaire; elle en est, au début et dès le deuxième mois, séparée par un sillon transversal. Un sillon médian longitudinal la divise bientôt en deux vésicules secondaires.

L'ensemble de ces deux sillons présente la figure d'un T. Leur existence détermine à l'intérieur du ventricule des replis saillants dont l'ensemble forme la même figure. Telle est, au début, la forme générale de ce cerveau antérieur.

Cependant le mouvement formateur qui engendrait, pour ainsi dire, les pédoncules cérébraux sur les parois du cerveau intermédiaire, se propage en formations rayonnantes dans toute l'étendue des parois du cerveau antérieur. C'est là l'origine de la couronne radiante de Reil, visible dès le quatrième mois. Une accumulation de matière nerveuse dans l'intérieur du ventricule, à la racine de cet éventail fibreux, forme le premier vestige du corps strié. Ces corps se développent très-lentement, bien que Tiedemann ait cru en saisir les premiers rudiments dès le milieu du second mois de la vie embryonnaire.

Ces développements sont faciles à saisir. Il n'en est point de même de ceux dont nous allons parler, et dont l'histoire réclame encore de nombreuses recherches.

Le sillon qui sépare le cerveau antérieur du cerveau intermédiaire et celui qui divise en deux moitiés le cerveau antérieur, sont d'abord très-peu marqués. Mais ils deviennent bientôt de plus en plus profonds par suite de l'accroissement rapide des vésicules latérales du cerveau antérieur.

Le sillon médian devient alors une scissure profonde, le sillon transversal s'enfonce à une grande distance dans le ventricule.

Les saillies qui leur correspondent dans la cavité ventriculaire, deviennent ainsi de plus en plus marquées.

Il s'effectue alors une transformation du feuillet nerveux qui tapisse le fond de ces sillons, digne de toute l'attention des anatomistes.

En premier lieu la matière nerveuse s'y accumule et prend bientôt la forme fibreuse. La tige du T devient un véritable cordon nerveux dont l'extrémité libre, tournée vers la base du cerveau, s'y implante sur une éminence particulière, connue sous le nom de masse commune des éminences mamillaires; les branches du T s'épaississent aussi, et forment des cordons nerveux enroulés autour des pédoncules.

Or, ces cordons se prolongeant sur les parties latérales de la tige médiane du T, il en résulte deux lames adossées en avant, écartées en arrière, mais réunies par une membrane intermédiaire, c'est-à-dire, la voûte à trois piliers.

Quant aux lames verticales qui limitent de chaque côté la scissure médiane et qui se réunissent sur la voûte; elles entrent en connexion l'une avec l'autre par une production transversale, qui semble naître d'abord de la base du cerveau : c'est le corps calleux. Entre le corps calleux et la voûte est un petit espace ou cinquième ventricule. La portion des lames verticales intermédiaires au corps calleux et à la voûte est fort épaisse vers le milieu de la vie intra-utérine, elle acquiert plus tard une grande transparence et mérite alors le nom de *septum lucidum*.

Un des phénomènes les plus remarquables du développement du cerveau antérieur consiste dans une déhiscence particulière de sa cavité dans toute l'étendue du sillon transversal qui le sépare du cerveau intermédiaire au-dessous des branches postérieures de la voûte à trois piliers; c'est par cette ouverture que la méninge vasculaire s'introduit dans les ventricules des hémisphères dont elle tapisse d'abord toute la cavité, mais plus tard elle se retire et ses débris, limitant l'orifice des ventricules dans toute l'étendue de la fente cérébrale et des bords de la voûte à trois piliers, forment les plexus choroïdes.

La commissure antérieure apparaît dès le troisième mois, son mode de développement est très-imparfaitement connu.

Quoi qu'il en soit, le cerveau antérieur, par ses développements, finit par l'emporter de beaucoup sur les autres masses encéphaliques. En se prolongeant en avant, il constitue le lobe antérieur de l'hémisphère ; en se développant en haut, il forme le lobe moyen ; ses expansions postérieures ou lobes postérieurs se prolongent si loin, qu'ils recouvrent successivement au quatrième mois le cerveau intermédiaire, au cinquième les tubercules quadrijumeaux, au septième le cervelet. A partir du quatrième mois on voit apparaître les premiers rudiments de la scissure de Sylvius et des circonvolutions cérébrales, dont le type est fort curieux en ce qu'à cette époque les anfractuosités sont toutes verticales.

C. *Développement histologique de l'encéphale.* — La substance nerveuse est à son début homogène, translucide, et comme vitrée, puis elle devient granuleuse ; enfin, dès le troisième mois, des tubes nerveux apparaissent.

La substance grise, contre l'assertion de Gall, se développe très-postérieurement à la substance blanche. Le développement comparatif des deux substances est fort mal connu. En traiter plus au long serait sortir de mon sujet et me plonger dans l'abîme des mystères histologiques. La variété des hypothèses indique encore aujourd'hui l'incertitude des résultats scientifiques.

D. *Développement des méninges.* — Les méninges résultent d'une séparation, par suite d'une activité plastique inexplicable des feuillets les plus externes du tube nerveux primitif. L'embryogéniste assiste encore aujourd'hui à des miracles dont il constate la succession. La dure-mère et la pie-mère apparaissent en premier lieu, puis l'arachnoïde : Tiedemann a constaté des traces de méninges dès la huitième semaine. Beaucoup d'auteurs ont fait un chapitre entier sur ce sujet, pour faire mieux comprendre, sans doute, qu'ils l'ignoraient complétement.

*Développement des nerfs des sens spéciaux.* Les systèmes nerveux de l'œil, de l'oreille interne, de l'organe olfactif, résultent de prolongements particuliers et vésiculaires des cellules cérébrales.

A. *Développement de l'œil.* — Suivant Baër, les yeux sont de petites vésicules qui poussent comme des excroissances, spécialement du cerveau intermédiaire, et s'enfoncent de chaque côté dans la masse plastique de la tête.

Huschke pense que les deux yeux résultent de la subdivision d'une cellule d'abord unique; opinion qu'adopte M. Müller.

Mais Bischoff se range à l'opinion de Baër; il admet néanmoins que les deux cellules oculaires sont primitivement très-rapprochées.

Quand la cellule oculaire est voisine de la périphérie, une dépression des téguments communs en repousse, suivant Huschke, la face convexe, en sorte que la paroi antérieure de la vésicule se réfléchit au dedans de l'œil, à la manière d'une membrane séreuse. Quoi qu'il en soit, les humeurs de l'œil résultent de cette portion des téguments communs, qui s'enfonce à l'intérieur de l'œil, mais la rétine provient de la vésicule oculaire, modifiée comme nous venons de le dire.

Pendant que ces choses se passent, le collet de la vésicule-oculaire, en s'allongeant, forme le nerf optique. Ce nerf, creux d'abord, se remplit bientôt de substance nerveuse, tandis que la choroïde et la sclérotique se détachent de ses parois par une séparation analogue à celle qui détermine la formation de la pie-mère et de la sclérotique.

Bischoff n'admet point de fente à l'iris ou à la choroïde. Celle que les auteurs ont signalée, n'est qu'une apparence résultant, suivant Baër, d'un pli de la rétine où s'enfonce le peigne chez les oiseaux. Bischoff pense que l'apparence d'une fente, au côté interne, correspond à l'insertion du pédicule creux de l'œil, qui s'aplatit latéralement avant de donner naissance au nerf optique.

B. *Développement de l'oreille interne.* Comme l'œil, l'oreille interne se développe d'une cellule qui se détache du tube medullaire à la région du cerveau postérieur.

Son pédicule engendre le nerf acoustique, et sa vésicule terminale, le labyrinthe.

Suivant Valentin, les canaux demi-circulaires croissent de cette vésicule, se contournent et reviennent s'y insérer. Suivant Rathke, ces canaux résultent de plissements du labyrinthe dont le bord seulement conserverait un canal. Le limaçon apparaît d'abord sous forme d'un sac, dès le troisième mois tout ce développement est déjà achevé. Les otoconies sont sécrétées à l'intérieur de ces vésicules, suivant un mécanisme parfaitement inconnu.

C. *Le nerf olfactif* est également une excroissance vésiculeuse de chaque cellule hémisphérique, mais le nerf seul est émané du cerveau, son appareil est emprunté au système cutané, et l'histoire de sa formation se lie à celle des appendices maxillaires. Chez certains animaux, le nerf ou plutôt ce lobe conserve toute la vie la forme vésiculeuse et son ventricule.

*Développement des nerfs, du mouvement et de la sensibilité générale.* Les nerfs, suivant l'expression très-juste de M. Bischoff, naissent partout où nous les trouvons. Il est inexact de dire qu'ils naissent de la moelle. Il est également inexact d'affirmer qu'ils convergent vers la moelle. Ils semblent exister idéalement dans l'épaisseur des trames originelles, et leur formation se fait à la fois dans toute leur étendue. Cette opinion que M. Laurent a depuis longtemps défendue est aussi celle de M. J. Muller. Formé d'abord de granules et de cellules, ces cellules se développent en fibres et finissent par acquérir cette forme dont les recherches des modernes nous ont appris à admirer la description dans Fontana.

*Développement du système nerveux végétatif.* Ce système naît où il se trouve dans le corps, mais il n'est point indépendant pour cela du système nerveux rachidien ; il se présente d'abord sous forme d'un cordon épais et parsemé de petites inégalités. Ces ganglions se séparent de plus en plus après la naissance par les progrès du développement. Son histoire histogénique ne paraît point différer essentiellement de celle des autres troncs nerveux.

*Développement des appareils extérieurs des nerfs des sens spéciaux.* Le nerf optique a la faculté de percevoir les impressions lumineuses, le nerf acoustique a une sensibilité spéciale relative à la perception des sons, le nerf olfactif et le nerf spécial encore problématique de la gustation ont également des propriétés, si j'ose ainsi le dire, personnelles. Mais pour que les propriétés spéciales des nerfs entrent en jeu d'une manière régulière et qui soit en harmonie avec le monde, un appareil extérieur est nécessaire, appareil toujours emprunté à cette partie de la tête des animaux à laquelle on donne le nom de face. La face est avant tout, comme l'a fort bien dit Cuvier, le réceptacle des organes des sens. L'histoire du développement de ces organes ne peut donc être séparée de l'exposition générale du développement de la face elle-même, qui par conséquent trouve ici sa place naturelle.

*Développement de la face.* La réunion des lames viscérales à l'extrémité antérieure de l'embryon, est, comme on le sait, fort précoce. L'extrémité antérieure de la cavité viscérale s'y termine dès lors en cul-de-sac au-dessous de la première vésicule cérébrale. C'est là l'origine première du pharynx et de la bouche, indivis et confondus en une cavité simple à cette époque.

Cependant sur les parois des lames qui enferment cette cavité, on ne tarde pas à apercevoir de petites stries obscures. Ces stries, suivant les belles recherches de Reichert, partent des capsules cérébrales et convergent comme les lames elles-mêmes. Ces stries en s'organisant deviennent des languettes bien définies. Reichert leur donne, avec Baër et les autres embryologistes, le nom d'arcs branchiaux ou viscéraux. Les espaces clairs qui les séparent paraissent s'ouvrir et deviennent par là deux véritables fentes auxquelles on donne le nom de fentes branchiales.

Ces arcs sont bien des parties analogues aux arcs branchiaux des poissons, mais ils ne portent point de branchies, en sorte que la signification anatomique est la même, mais la signification physiologique bien différente; le point de départ est le même dans les différents animaux, le type d'organisation est commun au début, mais il se développe plus tard dans des directions diverses.

Quoi qu'il en soit, chez les animaux mammifères on compte quatre ou cinq arcs branchiaux. Le premier se rattache à la base de la vésicule cérébrale antérieure; le second, à la vésicule moyenne; le troisième, à la vésicule postérieure; les autres sont peu importants.

Du premier arc branchial se développe la mâchoire supérieure, la mâchoire inférieure, le marteau et l'enclume, suivant un ordre qui sera exposé plus tard. Du second arc se développe l'étrier, l'apophyse styloïde, et le ligament stylo-hyoïdien. Au troisième se rattache la formation du corps et des branches thyroïdiennes de l'hyoïde; nous ne parlerons pas ici des autres arcs.

Quoi qu'il en soit, de ces arcs et de leur connexion avec la capsule cérébrale résultent certaines cavités et certains espaces dont l'importance est très-grande à notre point de vue :

A savoir, un premier espace intermédiaire au capuchon céphalique et au premier arc branchial.

2° Un second espace ou première fente branchiale intermédiaire au premier et au second arc branchial.

3° Une cavité embrassée par les premiers arcs branchiaux primitifs et qui ne contient que l'extrémité antérieure du sac viscéral.

Or, le premier espace doit loger l'appareil visuel. Le deuxième ou première fente branchiale, est le point de départ de l'appareil auditif externe; le troisième correspond aux fosses nasales et à la cavité buccale.

A. *Développement de l'œil, en tant qu'appareil extérieur de la vision.* J'ai dit plus haut comment Huschke explique la formation de la vésicule où le cristallin sera plus tard sécrété ; sur la fin du troisième mois, l'iris se développe de la choroïde. Quant à la membrane pupillaire, elle est, suivant Bischoff, une dépendance de la membrane capsulaire du cristallin.

Jusqu'au commencement du troisième mois, la peau passe à plat sur les yeux, puis elle s'amincit et prend peu à peu le caractère de la conjonctive (Bischoff); de petits bourrelets cutanés, entourant l'œil, sont le premier indice des paupières.

B. *Développement du tympan et de l'oreille externe.* La partie inférieure de la première fente branchiale est oblitérée d'assez bonne heure par une substance plastique. Elle n'est donc représentée que par un trou qui correspond au point qu'occupe la vésicule labyrinthique. Les bords qui limitent ce trou formés par le premier et le second arcs branchiaux ont une certaine épaisseur. Or une petite membrane se développe entre ces bords dans le milieu de leur épaisseur, de manière à séparer ce trou en deux fossettes, l'une intérieure qui, en se prolongeant, devient plus tard la caisse du tympan, et la trompe d'Eustache, l'autre extérieure, dont le prolongement détermine la formation du conduit auditif externe et du pavillon de l'oreille.

Ce conduit et ce pavillon se développent, suivant Meckel, vers le milieu du deuxième mois. Le pavillon paraît être une excroissance de la partie supérieure du deuxième arc blanchial.

*Développement de l'appareil olfactif.* L'appareil olfactif est primitivement une dépendance du cul-de-sac antérieur de la cavité viscérale; peu à peu le développement des lames palatines sépare ces cavités de la cavité buccale, avec laquelle elles sont d'abord confondues. Les cornets se développent de masses primitivement pleines. Quant aux narines, elles résultent d'une dépression de la peau externe qui va pour ainsi dire au-devant de la muqueuse des fosses nasales.

*Développement de l'appareil de la gustation.* La langue, que nous considérons ici comme le principal organe de la gustation se développe, suivant Reichert, du premier arc branchial, ce qui assimilerait la forme de la langue humaine, à une certaine époque, à celle qu'offre d'une manière permanente la langue des reptiles à peau nue.

*Développement du système vasculaire.* En décrivant la vésicule blastodermique, nous nous sommes efforcé de faire comprendre qu'il ne faut pas regarder comme le résultat d'une opération, en quelque sorte mécanique, la division de cette membrane en deux feuillets, puisqu'elle paraît résulter simplement d'une transformation que subissent peu à peu les cellules qui la composent (1), et de l'apparition des vaisseaux dans son épaisseur. Ceux-ci, par leur réunion, constituent l'aire vasculaire, et l'on donne à leur ensemble le nom de feuillet vasculaire; bien différent par son étendue des feuillets séreux et muqueux qui forment une sphère complète, celui-ci n'embrasse qu'un champ assez limité.

Ce feuillet vasculaire est le véritable point de départ du développement des organes dans lesquels le sang, pour nous servir des expressions des physiologistes allemands, doit parcourir sa carrière; nous devons donc commencer par le décrire, d'autant plus qu'il représente d'abord la circulation du blastoderme, avant que les premiers linéaments de l'embryon se soient déjà nettement dessinés.

A sa circonférence se voit un vaisseau qui la limite : c'est une *veine*, ou plutôt un simple *sinus*, que l'on nomme *terminal*. De tous ses points partent des vaisseaux en grand nombre qui, en s'anastomosant entre eux, convergent vers la partie centrale : ce sont les veines omphalo-mésentériques. Elles se rendent de chaque côté dans deux troncs, l'un supérieur, l'autre inférieur, qui se réunissent

---

(1) D'après les recherches de Valentin, le feuillet vasculaire se distingue des deux autres par la constitution particulière des granulations éparses dans la masse transparente. En effet, ces granulations sont beaucoup plus volumineuses ( 0,0121 ligne ), parfaitement transparentes, et tellement serrées les unes contre les autres, qu'elles s'aplatissent sur un grand nombre de points de contact; tandis que celles des feuillets muqueux sont plus éparses et les plus petites de toutes, ayant tout au plus 0,0024 ligne de diamètre, et que celles du feuillet séreux sont encore plus distantes, outre qu'elles ont une forme déterminée ronde ou oblongue, et qu'elles sont transparentes, blanches, et de grosseur médiocre, puisqu'elles ont depuis 0,0031 jusqu'à 0,0042 ligne de diamètre ( Burdach, *Phys.*, t. III, p. 503 ).

en un seul, de sorte que des quatre troncs veineux primitifs il en résulte deux, un à droite, l'autre à gauche, qui viennent se rendre à la portion centrale du système vasculaire, celle qui a reçu le nom de canal cardiaque.

Mais avant d'aller plus loin dans la description des phénomènes dont se compose le développement du système vasculaire, il est indispensable de parler de la formation de ce canal cardiaque. Il naît en même temps que la portion périphérique; mais les recherches microscopiques ont démontré aux embryologistes modernes qu'il est inexact de dire, avec Harvey (*loc. cit.*, *exercit.* 16, p. 49), que lorsqu'on examine l'œuf de poulet au troisième jour de l'incubation, on voit le bord de sa portion claire longé par une mince ligne de sang, et que presque dans son centre brille un point sanguin agité de mouvements. Baer, en effet, comme le rapporte Burdach (*loc. cit.*, t. III, p. 504), a constaté une différence de temps bornée, il est vrai, à quelques heures seulement, entre ces deux formations; celle du cercle sanguin serait un peu postérieure à celle du canal cardiaque. Toutefois, l'union de l'aire vasculaire avec le rudiment de l'organe central a lieu avec tant de promptitude, que les premiers phénomènes doivent être considérés comme simultanés.

Occupons-nous donc maintenant du canal cardiaque, pour comprendre comment s'accomplit la première circulation de l'embryon dont nous connaissons le premier temps, consistant dans l'apparition du système des veines omphalo-mésentériques.

Le premier rudiment du cœur est-il la manifestation primordiale de la vie du nouvel être, comme a porté à le penser la précocité de son apparition, caractérisée par ce mouvement remarquable de contraction qui lui a fait donner par Aristote le nom de *punctum saliens*, ou bien son developpement est-il postérieur à celui des premiers rudiments de l'axe cérébro-spinal? C'est là, suivant nous, une question secondaire. Nous aurons d'ailleurs occasion d'y revenir à la fin de notre travail, en parlant des lois qui régissent l'évolution des embryons.

Bornons-nous donc à dire que, de même que chez les oiseaux, le canal cardiaque est un des organes qui apparaissent le plus promptement chez les mammifères. L'enfoncement, ou plutôt l'espèce de cavité qui résulte du soulèvement de l'extrémité céphalique de l'embryon, quand il commence à se détacher du plan de la vésicule blastodermique, n'a été appelée fosse cardiaque par Wolff que parce qu'elle loge le canal cardiaque; c'est assez dire que bien peu de temps après les premières transformations de l'aire germinative on aperçoit les traces du cœur futur. Si, en effet, dès le troisième jour il se montre dans le poulet, on le voit de très-bonne heure dans les fœtus humains et de mammifères. Chez un embryon de vingt et un jours dessiné par Wagner (tab. VII, fig. 11), le cœur se montre sous la forme d'une hernie, il est composé d'un ventricule et d'une oreillette. C'est déjà là une période avancée, comme nous le verrons dans un moment. Il faut donc, si l'on veut en poursuivre l'évolution complète, observer les mammifères, ou, préférablement, les animaux ovipares. Les études les plus récentes faites sur les embryons des animaux voisins de l'homme, démontrent, lorsqu'on parvient à saisir la succession des phases de leur accroissement, l'extrême analogie qui les rapproche, quant aux faits généraux, des animaux placés au-dessous d'eux dans la série zoologique. D'un autre côté, en raison du grand nombre de points de ressemblance existant entre le fœtus humain et les embryons de mammifères, on peut regarder comme très-probable que les phénomènes dont nous allons parler ne leur sont pas exclusifs, et se produisent également dans la vie fœtale de l'homme.

Le cœur se présente d'abord sous la forme d'un canal droit un peu sinueux; c'est par une suite de changements de forme et de direction qu'il affecte plus tard une disposition si différente de celle qu'il présentait d'abord, et enfin, que de parfaitement simple qu'il était, il devient très-complexe.

Ce canal cardiaque, situé au-dessus de la première portion de l'intestin (dans la fosse cardiaque de Wolff), présente deux ouvertures à son extrémité inférieure, qui correspond précisément au point où l'extrémité céphalique de l'embryon commence à se soulever. C'est dans ces points que viennent s'aboucher les deux troncs des veines omphalo-mésentériques dont nous avons parlé tout d'abord. De l'extrémité supérieure naît de chaque côté un tronc vasculaire : ce sont les arcs branchiaux ou aortiques que l'on peut nommer supérieurs, parce qu'au-dessous d'eux d'autres se développent ensuite.

Ils viennent se terminer au côté externe, dans un vaisseau appelé aorte; il y a donc deux conduits aortiques : ceux-ci se prolongent par en haut du côté de la portion céphalique de l'embryon, et en bas sur ses côtés. A sa terminaison supérieure comme à l'inférieure, chaque aorte se recourbe en donnant naissance à un tronc veineux qui suit le même trajet qu'elle : ce sont les veines azygos et jugulaires; les premières montent et les secondes descendent pour venir s'aboucher à droite comme à gauche dans les veines omphalo-mésentériques. Sur le trajet des aortes descendantes ou ventrales se voient les origines des artères omphalo-mésentériques qui, destinées d'abord à la circulation du blastoderme, conduisent le sang par un réseau profond dans le sinus terminal, et par suite dans les veines de même nom nées de ce dernier. Assez nombreuses dans les premiers temps, elles ne forment plus ensuite de chaque côté qu'un seul tronc qui affecte avec la vésicule ombilicale un rapport sur lequel nous reviendrons plus loin. Pendant que ces phénomènes se produisent, le canal cardiaque s'allonge; mais resserré dans un étroit espace, tout en suivant sa marche primitive de bas en haut, il s'incurve légèrement en arrière, puis il se dirige fortement de gauche à droite et de haut en bas.

En raison de cette double direction, il vient appliquer un point supérieur de la face droite de sa paroi contre un point inférieur de cette même face. Il s'incurve alors de nouveau et dans une direction opposée, c'est-à-dire de bas en haut et d'avant en arrière (1). Par suite de ces inflexions, le canal cardiaque se trouve déjà comme divisé en trois portions, une inférieure, une moyenne et une supérieure; ce sont les rudiments des oreillettes, des ventricules et du bulbe de l'aorte.

Au-dessus du confluent commun des veines omphalo-mésentériques, deux renflements ou diverticules latéraux se développent; ce sont les futurs appendices auriculaires, suivant les uns qui regardent les oreillettes comme formées par la première partie du canal cardiaque; ce sont, au contraire, pour d'autres, les oreillettes commençantes. De l'inflexion moyenne, et, par suite, de l'accolement des deux portions du canal cardiaque aux dépens desquelles elle s'est faite, résulte la cavité ventriculaire qui, comme celle des oreillettes, est simple; enfin le bulbe de l'aorte est constitué par la partie supérieure du canal primitif. Ce dernier a donc déjà subi une transformation remarquable.

---

(1) Ces inflexions sont bien indiquées dans l'atlas de Bischoff, pl. XIV, fig 60.

Bientôt après, ou en même temps, car il est fort difficile d'établir l'ordre de succession de ces divers phénomènes, le cœur subit une sorte de mouvement de bascule par suite duquel la portion de cet organe qui représente les oreillettes devient supérieure, tandis que la portion ventriculaire, située jusqu'alors au-dessus de cette dernière, lui devient inférieure.

La cavité commune aux deux oreillettes ou sinus veineux, comme on peut la nommer en la comparant au renflement inférieur du cœur des poissons, se divise tardivement en deux cavités secondaires, la cloison qui les sépare présentant jusqu'à la naissance l'ouverture connue sous le nom de trou de Botal.

La disposition des ouvertures des veines caves dans l'oreillette droite, les particularités que la valvule d'Eustachi offre dans sa direction, le mode suivant lequel s'opère le cloisonnement des oreillettes, et bien d'autres détails relatifs aux modifications successives que subissent les différentes parties du cœur jusqu'à leur achèvement complet, ne peuvent être indiqués ici (1).

A une époque antérieure à celle où l'oreillette se subdivise, et pendant qu'il se forme entre les deux ventricules une paroi qui, d'abord incomplète, ne tarde pas à les séparer en deux poches bien distinctes, une cloison se produit également dans le bulbe de l'aorte. Le mode de division de ce dernier et les conséquences qui en résultent doivent nous arrêter un moment.

Cette cloison est une portion de spire qui, en se plaçant dans la partie moyenne de la cavité du bulbe et en la partageant en deux canaux, force en quelque sorte

(1) Dans un sujet aussi vaste que celui qui nous est échu par le sort, il est indispensable de s'en tenir à l'indication des faits principaux dont se compose l'évolution du fœtus.

celui-ci à se contourner sur lui-même, d'où résulte un croisement de ces deux tubes vasculaires pendant le temps même de leur formation ; l'un d'eux, qui se continue avec la région ventriculaire droite, peut être nommé canal de droite, et l'autre canal de gauche : celui-ci procède de la cavité ventriculaire du même côté. De ce croisement il résulte que le canal droit s'infléchit de manière à passer par-dessus le gauche. A l'extrémité un peu dirigée en bas de ce canal droit, naissent deux vaisseaux qui, se dirigeant en dehors, vont gagner de chaque côté l'aorte correspondante : ce sont les deux arcs branchiaux inférieurs, l'un droit, l'autre gauche ; de la base de chacun d'eux part un petit vaisseau qui, se dirigeant en bas, n'acquiert d'importance qu'à l'époque de la naissance ; ce sont en effet les rudiments des artères pulmonaires (1).

Le canal gauche se contourne, passe au-dessous du droit ; il se relève un peu à son extrémité libre de manière à venir se montrer au-dessus du canal droit. De ce canal gauche naissent quatre vaisseaux, deux de chaque côté, et situés à des hauteurs différentes. Les deux plus élevés nous sont déjà connus sous le nom d'arcs branchiaux supérieurs ; les deux autres, qui naissent au-dessous, sont les arcs branchiaux moyens ; ils sont placés immédiatement au-dessus des deux que nous venons de voir provenir du canal droit. On peut dire que la cloison

---

(1) On prend une idée nette de cette disposition en croisant l'index et le médius de la main gauche de manière que le premier se place au-dessous du second, et que l'extrémité libre de ce dernier soit dirigée un peu en bas. En se figurant l'embryon couché sur le dos, on voit que l'index simule le canal gauche, et que le droit a son représentant dans le médius.

Toutes les transformations décrites jusqu'ici sont difficilement saisies sans le secours des dessins, mais on les comprend bien mieux encore en se servant de pièces en relief semblables à celles que M. Gerbe, l'habile préparateur de M. Coste, modèle avec tant d'art.

en spirale du bulbe a pour but de diviser celui-ci en deux canaux, de manière que les deux arcs inférieurs restent au canal droit, et que les quatre supérieurs restent au canal gauche. Il y a donc six arcs aortiques, trois de chaque côté, correspondant aux arcs viscéraux; tous se rendent dans les aortes.

De là cette disposition vasculaire remarquable que présente l'embryon dans les premiers temps de la vie intra-utérine, et qui établit une analogie si frappante avec les poissons; mais cette dernière n'est que momentanée, très-promptement il survient une atrophie dans ces vaisseaux et dans l'une des aortes.

A droite, les deux arcs branchiaux inférieurs disparaissent ainsi qu'une portion assez étendue de l'aorte du même côté, au-dessous et à partir de l'arc aortique supérieur. Celui-ci persiste ainsi que la portion de l'aorte qui lui est supérieure, et d'où proviendra plus tard le tronc brachio-céphalique.

A gauche il y a persistance de l'aorte, et jusqu'à la naissance on retrouve les trois arcs vasculaires; le supérieur est destiné, comme celui de l'autre côté, à fournir à la tête et au membre supérieur leurs vaisseaux artériels. L'arc moyen prenant des dimensions de plus en plus considérables, forme la crosse de l'aorte, et le troisième, qui, comme nous l'avons vu, provient du canal droit et s'abouche dans le tronc aortique, existe jusqu'à la fin de la vie fœtale sous le nom de canal artériel. Dès que le nouvel être est en contact avec le monde extérieur, les exigences des fonctions respiratoires déterminent l'atrophie du canal veineux. Il ne reste donc des branches fournies par le canal droit que les deux petites artères que nous avons dit précédemment se détacher de la base des deux arcs aortiques inférieurs, et qui maintenant, sous le nom de branches pulmonaires droite et gauche, vont se rendre dans les poumons. Elles émanent du canal droit; nous voyons donc comment ce dernier se trouve constituer le tronc de l'artère pulmonaire.

L'aorte gauche dont l'arc moyen, ainsi que nous venons de le voir, constitue cette portion infléchie qui en est la crosse, se prolonge en bas tout le long de l'axe de l'embryon, et se réunit vers le haut de la région abdominale avec celle du côté opposé, au-dessous du point où cette dernière s'est atrophiée. L'aorte permanente est donc constituée supérieurement par l'aorte gauche, et inférieurement par celle-ci confondue avec celle du côté opposé.

Nous avons déjà parlé de l'artère omphalo-mésentérique ou vitelline, comme M. le professeur Velpeau a proposé de la nommer, laquelle, transformée en un seul tronc, se rend sur les parois de la vésicule ombilicale. De cette artère provient une petite branche destinée au canal intestinal, et dont le développement est en rapport avec celui de ce dernier; c'est l'artère mésentérique supérieure qui, peu à peu, devient le tronc principal, tandis que l'artère omphalo-mésentérique dont la durée est déterminée par celle de l'organe temporaire auquel elle appartient, disparaît en même temps que cet organe, et surtout chez l'homme, où, ainsi que l'a constaté M. Velpeau (*loc. cit.*, p. 42), on ne la trouve plus dès le troisième mois, tandis que, dans d'autres circonstances, on la rencontre encore, mais réduite au volume d'une graine de coriandre sur des produits de quatre, cinq et six mois.

Enfin, de l'aorte ventrale ou plutôt des artères vertébrales inférieures naissent deux artères volumineuses destinées à la vésicule allantoïde; ce sont les artères ombilicales dont le volume est d'abord beaucoup plus considérable que ne le sont des vaisseaux qui l'emporteront ensuite beaucoup sur elles; elles gagnent les parois latérales de l'allantoïde, et se comportent, comme nous le dirons plus loin.

Nous n'insisterons pas davantage sur l'évolution du le système artériel, parce que l'apparition successive de chaque tronc n'est pas encore parfaitement connue. M. Bischoff, d'ailleurs, fait connaître (p. 268) le peu, comme il le dit lui-même, que l'on sait sur ce point de l'embryologie des oiseaux, des mammifères et de l'homme.

Maintenant que nous connaissons les faits principaux relatifs au développement du cœur et des vaisseaux artériels qui en procèdent, il faut indiquer les phénomènes qui caractérisent l'*évolution du système veineux.* A propos de la première circulation du blastoderme, nous avons dit comment du sinus terminal naissent de nombreuses veines qui forment, par leur réunion, les deux troncs des veines omphalo-mésentériques, dont la terminaison est à l'extrémité inférieure du canal cardiaque. En exposant le mode de formation des aortes supérieure et inférieure, nous avons décrit les veines jugulaires qui ramènent le sang des parties supérieures de l'embryon et les veines azygos ou cardinales qui charrient le sang des régions inférieures. Nous avons encore insisté sur la réunion de ces veines qui sont l'aboutissant de toutes les branches veineuses, sur leur abouchement dans un tronc commun qui existe de chaque côté, et que l'on nomme canal de Cuvier. Ces deux canaux se réunissent en un seul, s'ouvrant dans la portion du canal cardiaque qui doit se transformer en oreillettes. Il importe d'énumérer rapidement les progrès successifs de cette circulation veineuse en nous arrêtant surtout aux changements qu'offrent la veine omphalo-mésentérique ainsi que la veine ombilicale, et à ceux qui en sont la conséquence. Par suite du développement, on voit se former à l'extrémité céphalique les branches qui viennent se réunir au tronc jugulaire, représentant la branche externe des veines de ce nom, tandis que l'interne n'apparaît que plus tard. A l'extrémité postérieure ou caudale naissent les hypogastriques qui se rendent dans une veine formée par la réunion de celles qui sortent des viscères. C'est la veine cave inférieure dont la partie supérieure paraît formée, comme nous allons le voir bientôt, par l'extrémité de la veine ombilicale. A mesure que la veine cave inférieure se développe, les cardinales disparaissent en grande partie; il n'en reste que deux portions qui forment ce qu'on appelle chez l'adulte les veines azygos, destinées à ramener dans le torrent de la circulation veineuse le sang des veines du thorax et de la région abdominale supérieure.

Les veines omphalo-mésentériques se transforment en un seul tronc qui ramène au canal cardiaque le sang de la vésicule ombilicale; ce tronc reçoit alors une branche veineuse provenant de l'intestin en voie de formation : cette dernière est la veine mésentérique qui, de branche très-peu importante qu'elle est, dans les premiers temps de la vie embryonnaire, deviendra plus tard le tronc principal, dont l'omphalo-mésentérique ou vitelline sera à son tour une dépendance. Toutefois, si comme veine vitelline, elle s'annihile, en même temps que la vésicule ombilicale disparaît, nous allons lui voir jouer un rôle de la plus haute importance, relativement à la circulation hépatique dont elle va devenir la base. En effet, s'atrophiant dans sa portion qui était en rapport avec la vésicule ombilicale, elle affecte, dans sa portion intra-abdominale, un rapport particulier avec l'intestin, et par suite duquel elle le contourne au niveau du point où va se développer le foie, c'est-à-dire à la hauteur de la portion qui sera plus tard désignée sous le nom de duodénum. Elle se porte de la grande veine mésaraïque à la veine cave inférieure, mais entre ces deux points, il survient une modification remarquable, consistant en l'apparition autour de cette branche veineuse elle-même, d'un blastème parenchymateux. C'est le foie, dont cette veine devient le tronc vasculaire principal; elle s'y ramifie a l'infini, et constitue de cette manière le tronc de la veine porte dont la distribution dans la glande hépatique, à la manière d'une artère, est très-remarquable. En raison de son union avec la veine splénique, et des nombreuses branches d'origine de la mésaraïque, elle amène dans cet organe glandulaire, le sang veineux de tous les viscères abdominaux, à l'exception de ceux de la génération et des reins. Sa communication avec l'extrémité supérieure de la veine cave inférieure a lieu, au moyen des veines sus-hépatiques qui ramènent le sang du foie. Telle est la métamorphose qu'éprouve la veine omphalo-mésentérique. Occupons-nous à présent de la veine ombilicale; cette étude nous conduira à l'indication de la circulation placentaire.

La vésicule allantoïdienne, dont la description se trouvera mieux placée dans l'histoire du développement du tube digestif, dont elle est une dépendance, reçoit des vaisseaux qui sont, comme nous l'avons dit à propos de l'évolution du système artériel, les deux artères ombilicales; dirigées par le développement de cette membrane vers le chorion, elles contribuent pour une grande part à la formation du placenta fœtal, à laquelle concourent les veines nombreuses avec lesquelles elles se continuent. Celles-ci sont les racines des deux veines ombilicales. Très-promptement l'une d'elles disparaît, et dès les premières périodes du développement, on ne voit plus qu'une veine pénétrer dans l'abdomen. Cette dernière, d'abord peu volumineuse, le devient bientôt davantage; elle se dirige vers la partie supérieure de la veine omphalo-mésentérique, et par suite de modifications dont la succession ne peut pas être bien nettement saisie, elle s'unirait à cette dernière, et se substituant à elle en quelque sorte, elle en constituerait la partie antérieure, que l'on considère comme formant la portion tout à fait supérieure de la veine cave inférieure. A mesure que le foie se produit, la veine ombilicale dont la formation, comme celle de l'omphalo-mésentérique, précède le développement de cet organe, acquiert des rapports importants avec lui, et il existe à l'intérieur de ce dernier de nombreuses anastomoses entre les deux veines, d'où l'accroissement du nombre des branches de la veine porte dont la veine ombilicale contribue à former la portion gauche. Les connexions du tronc même de la veine ombilicale avec la veine cave inférieure, ne sont plus alors aussi immédiates qu'à une époque antérieure, et elles ont lieu par un rameau anastomotique nommé canal veineux, qui amène directement à ce dernier vaisseau, une portion du sang de la veine ombilicale. On sait qu'à la naissance on voit s'oblitérer cette anastomose, qui avait pour but de verser dans la cavité auriculaire droite, du sang placentaire ou revivifié, lequel en raison de l'existence du trou de Botal, et de la disposition de la valvule d'Eustachi, passait presque en totalité dans le cœur gauche. A la naissance la circulation hépatique, qui avait eu jusqu'alors pour fonction de coopérer comme complément du placenta, aux modifications que doit éprouver le sang pour être propre à entretenir la vie, la circulation hépatique perd de son importance à ce point de vue, et l'oblitération du tronc de la veine ombilicale en est la conséquence.

Les artères et la veine ombilicales, avons-nous dit, contribuent à la formation du placenta. Or, nous ne connaissons pas encore cet organe, qui appartient en propre à la vie fœtale, et dont l'histoire, par conséquent, doit rentrer dans celle de l'évolution du fœtus. Il faut donc en dire quelques mots, ainsi que sur l'ensemble de ses connexions avec l'embryon, connues sous le nom de cordon ombilical, et enfin sur les rapports qu'affectent entre eux les vaisseaux de la mère et ceux du fœtus.

Le *placenta* est un organe propre aux animaux vivipares. Ainsi, chez les oiseaux et les reptiles supérieurs, les vaisseaux ombilicaux ne dépassent pas l'allantoïde; ils n'ont point avec les enveloppes de l'œuf, des connexions semblables à celles qui existent chez les animaux que l'on peut appeler, avec Müller, vivipares cotyléphores, et parmi lesquels se rangent quelques poissons cartilagineux, du genre squale, et tous les mammifères, à l'exception peut-être des monotrèmes (ornithorinque, etc.), et des marsupiaux (sarigue, etc.). Sans nous arrêter ici aux variétés remarquables que présente cet organe, suivant l'ordre auquel appartiennent les mammifères chez lesquels on l'examine, nous devons cependant indiquer une différence constante qui pourrait servir à les diviser en deux groupes bien distincts. Le nombre des placentas, en effet, n'est pas toujours le même, et nous verrons plus loin, dans l'exposé des opinions de notre savant maître M. le professeur Flourens, la conclusion physiologique qu'il a tirée de cette disposition anatomique.

L'homme, les quadrumanes et les rongeurs ont un placenta unique; chez les autres mammifères, il y a des placentas multiples, volumineux chez les ruminants, petits, au contraire, dans les pachydermes et les solipèdes.

Dans l'espèce humaine, cet organe n'a pas le même

volume, pendant les divers mois de la grossesse, vers la fin de laquelle il représente généralement une masse plus ou moins ronde, d'un diamètre de six à huit pouces, sur près d'un pouce d'épaisseur, et couvre un quart du chorion. C'est par suite d'un arrêt de développement qu'on le trouve quelquefois composé de plusieurs lobes distincts. Il est composé de deux éléments, les portions du placenta fœtal et du placenta utérin, qui se pénètrent réciproquement; si chez certains animaux elles peuvent être facilement séparées l'une de l'autre, chez d'autres et chez la femme, la séparation ne peut avoir lieu sans déchirure.

Le placenta utérin est formé par les villosités rameuses du chorion, chargées de vaisseaux qui constituent une masse bien plus considérable que celle des villosités, il en résulte, comme le fait remarquer Bischoff, que ces villosités peuvent être regardées comme n'étant presque que des fascicules pénicillés de vaisseaux, qui se soudent peu à peu les uns aux autres, au moyen d'un tissu cellulaire abondant, spongieux, mou, qui ressemble à de la lymphe coagulée. Le placenta maternel est formé par la membrane caduque qui s'unit aux villosités dont nous venons de parler. Comment se fait cette union, quel est le mode de connexion des vaisseaux de la mère et du fœtus; ce sont là des questions que nous ne pouvons étudier en détail, attendu qu'elles nous entraîneraient trop loin de notre sujet.

Pour les uns, le sang ne passe pas des vaisseaux de la mère dans ceux du fœtus et *vice versâ*. La disposition, dans le placenta, du double système des vaisseaux ombilicaux et utérins, a été diversement expliquée par les auteurs qui adoptent cette opinion. Ainsi, d'après Weber, qui a fait dans ces dernières années, sur ce sujet, des recherches qui sont consignées dans les ouvrages de Bischoff et de Müller, il y aurait des différences sous ce rapport, selon qu'on étudie l'organe placentaire chez les mammifères ou chez la femme. Chez les premiers, les villosités vasculaires du fœtus ne seraient prolongées que comme des racines dans les gaînes également vasculaires du placenta utérin, les deux systèmes capillaires se toucheraient, et il y aurait échange entre eux. Dans l'espèce humaine, au contraire, les artères et les veines utérines, dès qu'elles ont pénétré dans la substance spongieuse du placenta, ne se diviseraient plus à la manière d'un arbre, mais se résoudraient en un réseau dont les canaux seraient beaucoup plus gros que les vaisseaux capillaires ordinaires. Les parois excessivement minces des tubes de ce réseau s'appliqueraient à toutes les branches des villosités du chorion; de sorte qu'ici, également, il n'y aurait non plus que deux ordres de vaisseaux appliqués l'un contre l'autre, de la manière la plus certaine (*Extr. de la Phys. de Müller*, t. II, p. 715 et 716).

Si l'on peut citer des noms illustres parmi les physiologistes qui ont soutenu cette indépendance parfaite des vaisseaux dans lesquels l'échange de matériaux se ferait par endosmose, il est des savants aussi célèbres qui ont admis cette communication directe; à leur tête doit être placé Haller qui, après un résumé détaillé des diverses hypothèses, consacre à la démonstration de son opinion un long paragraphe ayant pour titre : *Il y a cependant de la mère au placenta une certaine continuité de circulation* (t. VIII, p. 259, § 36). Or, dans un débat de cette nature et si délicat, puisque l'habileté de tant d'anatomistes anciens et modernes n'a pas réussi à y mettre fin, c'est, à notre avis, fournir une pièce importante pour l'instruction de ce procès difficile, que de faire connaître les conclusions auxquelles M. le professeur Flourens a été amené par ses travaux sur ce point.

Après un grand nombre d'injections faites sur des lapines, sur des chiennes, sur des chattes et sur la femme, qu'elles fussent poussées pas la veine ombilicale, par l'une des artères du même nom ou par une artère de l'utérus, il a toujours vu le passage de la liqueur injectée du fœtus à la mère et de la mère au fœtus. « Il est inutile d'ajouter, dit M. Flourens, que tous ces résultats démontrent l'existence des vaisseaux utéro-placentaires, c'est-à-dire des vaisseaux qui établissent la communication, le passage entre le placenta utérin et le placenta fœtal, entre l'utérus et le placenta, entre la mère et le fœtus. » Quelque nombreuses, quelque multipliées qu'aient été ses tentatives sur les pachydermes, sur le cochon par exemple, il n'a jamais vu passer la moindre partie de la liqueur injectée, soit des houppes vasculaires du chorion dans les veines de l'utérus, soit des veines de l'utérus dans les houppes du chorion. Il s'est assuré que les ruminants sont dans le même cas que les précédents.

1. « A prendre donc dans son ensemble la classe des mammifères, dit ce savant professeur en terminant son mémoire, deux modes distincts constituent les rapports de l'utérus avec l'œuf, de la mère avec le fœtus; ou une communication vasculaire, c'est-à-dire une communication très-prononcée, mais par un seul point, par un placenta unique; ou des communications très-faibles, des communications de simple contact, de simple adhésion, mais par plusieurs points, mais par des placentas multiples.

2. Et il est aisé de voir que ces deux modes se compensent; de faibles mais très-nombreuses communications, équivalant en effet à une communication très-prononcée, mais unique.

3. En d'autres termes, la communication du fœtus avec la mère se fait par contiguïté ou par continuité.

4. Quand elle se fait par contiguïté, cette contiguïté

s'opère par un très-grand nombre de points; et quand elle se fait par continuité, cette continuité ne s'opère que par un seul point : l'étendue de la surface ou des points de contact suppléant, dans le premier cas, au défaut d'énergie du mode de communication, et l'énergie du mode de communication suppléant, dans le second cas, au défaut d'étendue de la surface. » (Recherches sur les communications vasculaires entre la mère et le fœtus, *Anat. des sc. natur.*, 1836, 2e série, t. v, p. 65.)

Après avoir parlé des vaisseaux ombilicaux et du placenta qui en est la terminaison, il est nécessaire d'indiquer la disposition qu'affectent les différentes parties qui composent ce que l'on nomme le *cordon ombilical*. Il ne s'offre à nous comme partie distincte : 1° que quand l'embryon s'est complétement séparé de la vésicule ombilicale, qui ne communique plus avec lui que par le cordon omphalo-mésentérique destiné à s'oblitérer bientôt et par les vaisseaux du même nom; 2° que quand l'allantoïde représente, non plus une vésicule, mais seulement un cordon plein qui est nommé ouraque, avec lequel les deux artères et la veine ombilicales vont gagner le chorion pour former le placenta.

Le cordon ombilical apparaît de très-bonne heure, dès la fin du premier mois, de sorte, comme le dit M. Bischoff (n° 159), qu'il n'y a pas bien longtemps qu'on pouvoit dire qu'il n'avait point encore été vu d'œuf ni d'embryon humain sans cordon. Il a fallu les observations toutes récentes ayant trait à des œufs très-jeunes pour permettre de reconnaître, d'après l'observation directe, les parties qui entrent dans la composition du cordon, et que jusqu'alors on n'y admettait plus ou moins qu'en raison de l'analogie avec les animaux. Parmi ces parties, le conduit omphalo-mésentérique, et les vaisseaux de même nom ne tardent pas à disparaître, et en général sans qu'il en reste le moindre vestige. La plupart du temps aussi on n'aperçoit aucune trace de l'allantoïde. Il ne reste donc plus, comme parties constituantes essentielles du cordon, que les vaisseaux ombilicaux, le tissu qui les unit ensemble, nommé gélatine de Warton, qui n'est autre chose qu'un liquide limpide un peu épais et albumineux, déposé entre des filaments de tissu cellulaire et des gaînes ou membranes enveloppantes. On n'y rencontre pas de vaisseaux lymphatiques; les recherches microscopiques ont démontré à Valentin qu'il s'y trouve quelques fibres nerveuses, mais auxquelles on ne peut attacher aucune importance.

Quant à l'enroulement des vaisseaux du cordon ombilical, et à la cause de ce phénomène qui est une apparence due à la disposition primitivement spiroïde des vaisseaux; quant à ses variétés de longueur, de grosseur, d'insertion plus ou moins oblique au gâteau placentaire, etc., etc., ce sont des détails qu'il ne peut pas entrer dans notre plan de présenter ici, car nous n'avons point à faire l'histoire des annexes du fœtus, et c'est uniquement afin de ne pas laisser imcomplète l'indication des phénomènes de l'évolution du système vasculaire, que nous avons parlé du cordon ombilical.

Nous ne terminerons cependant pas, sans indiquer en peu de mots les résultats intéressants auxquels est arrivé M. le professeur Flourens dans ses recherches sur la continuité des enveloppes du cordon avec le fœtus.

Les éléments vasculaires du cordon, sans compter les gaînes particulières des artères et de la veine ont, dit-il, jusqu'à cinq enveloppes générales, successives et superposées. Chez les pachydermes, les carnassiers et les rongeurs, elles sont constituées par deux feuillets sous-amniotiques. Or, de ces cinq enveloppes, le feuillet extérieur de l'amnios se continue avec l'épiderme du fœtus, le feuillet interne de l'amnios avec le derme; la première enveloppe celluleuse ou celle qui succède immédiatement à l'amnios avec le tissu cellulaire sous-cutané abdominal; la seconde avec l'aponévrose des muscles abdominaux, et par elle avec ces muscles mêmes, et enfin la troisième ou la plus profonde avec le péritoine.

Le cordon ombilical humain, ainsi que M. le professeur Flourens l'a constaté également, se compose donc, outre ses éléments vasculaires, de cinq lames, ou membranes enveloppantes, comme celui des pachydermes, des ruminants, des rongeurs et des carnassiers. Mais, et c'est là peut-être ce qui constitue son caractère le plus particulier, deux des lames celluleuses sous-amniotiques de ces animaux y sont représentées et suppléées par deux lames qui proviennent du chorion. Car, du reste, et cette sorte de substitution des deux feuillets du chorion humain aux deux feuillets sous-amniotiques des quadrupèdes une fois reconnue, tous les rapports déjà indiqués se reproduisent et se montrent les mêmes.

On y voit l'épiderme du fœtus se continuer avec le feuillet extérieur de l'amnios; le derme avec le feuillet intérieur; le tissu cellulaire sous-cutané abdominal avec le premier feuillet du chorion; l'aponévrose des muscles abdominaux avec le second; et le péritoine avec un troisième et dernier feuillet de nature celluleuse; feuillet unique et sous-chorial dans l'homme, tandis qu'il est triple et sous-amniotique dans les quadrupèdes (Rech. sur la struct. du cordon ombil. et sur sa contin. avec le fœtus. 3ᵉ Mém., *Ann. des Sc. natur.*, 2ᵉ *série*, 1835, t. III, p. 334, t. IV, p. 40 et 129).

Maintenant que nous avons parcouru les diverses phases de l'évolution du système circulatoire, depuis l'instant où il commence à se manifester dans la vésicule blastodermique par la formation de celui de ses feuillets que l'on a nommé vasculaire jusqu'à l'époque où s'achève la vie fœtale, un autre point de cette question reste encore à étudier.

Nous avons pris pour point de départ une période où déjà commencent à se manifester comme distincts et les vaisseaux et le liquide qu'ils contiennent; mais comment s'est faite cette séparation histologique dans le blastème primitif? Voilà ce qu'il est difficile de déterminer et ce qui a été l'objet d'une vive attention de la part des anatomistes qui ont observé les progrès de l'œuf pendant l'incubation. Or les opinions sont fort divergentes.

Notre intention n'est point de les passer en revue; le fait le plus général qui semblerait au premier abord résulter des recherches sur ce sujet, c'est que la formation du sang paraît précéder celle des vaisseaux qui sont destinés à le recevoir, mais que cependant ces deux temps du développement sont presque simultanés. On peut invoquer à l'appui de cette idée le passage suivant de Baër, dans la physiologie de Burdach, et qui confirme le sentiment de Harvey et de Wolff. « Ce que je n'avais pu voir clairement sur l'embryon du poulet, dit-il, je l'ai reconnu sur des embryons de lézards qui permettent de contempler la circulation, pendant des heures entières. D'une artère destinée au cerveau, partent sept à huit courants grêles, qui se portent vers la voûte de l'organe; suivant que les pulsations du cœur sont ou plus fortes ou plus faibles, les deux courants postérieurs se rapprochaient ou s'éloignaient des antérieurs; preuve incontestable que le sang parcourait le tissu plastique à demi liquide, sans avoir de carrière tracée (t. III, p. 505). » M. Bischoff, au contraire, pense que les choses ne se passent pas ainsi; qu'il n'y a pas préexistence du sang, que d'ailleurs l'idée d'un mouvement spontané du sang n'est qu'une pure hypothèse. Il attribue à des illusions d'optique les assertions avancées pour démontrer l'opinion qu'il combat.

Il est si difficile d'acquérir des idées nettes sur ce point obscur de l'évolution primitive de nos organes, qu'on est peut-être encore en droit de dire avec le professeur Wagner qu'aucun des observateurs qui se sont occupés de cette étude n'a été encore assez heureux pour observer clairement ce phénomène dans son entier. Il ajoute plus loin, ce qui confirme l'opinion de Bischoff, qu'on voit déjà au commencement du deuxième jour dans l'œuf couvé le sang, qui est d'abord incolore, former, sous l'influence des mouvements ondulatoires du cœur, des courants limités dans des gouttières vasculaires fermées (*Phys.*, p. 182). Mais indépendamment des détails que nous venons de donner sur la promptitude avec laquelle le sang apparaît dans le nouvel organisme, quelques mots sont nécessaires relativement à la formation même de ce liquide. En se tenant, autant que possible, en dehors des discussions que soulève encore parmi les micrographes la théorie cellulaire, il faut exposer brièvement ce que l'on a constaté jusqu'à ce jour. L'opinion qui paraît approcher le plus de la vérité touchant son état primitif, est que le liquide qui remplit d'abord l'office de sang est transparent et clair, qu'il coule même dans les gouttières et les vaisseaux commençants dès avant l'apparition des corpuscules sanguins et de la couleur rouge, qui ne se développent que peu à peu. Suivant les anatomistes qui adoptent cette opinion, et parmi lesquels on doit citer Baër, la liqueur du sang ou le plasma existe en premier lieu, et les corpuscules sanguins se développent dans ce liquide. Il est remarquable que les globules sont plus volumineux dans les premiers moments que plus tard, même sur l'embryon humain, comme l'a constaté Bischoff. D'où proviennent les corpuscules ? Sont-ils formés par les globules vitellins, ou par des cellules? La première supposition n'est pas admissible pour les mammifères, puisque les globules du jaune sont employés en entier au développement de la vésicule blastodermique, avant qu'il soit encore question ni d'embryon ni de sang (Bischoff, p. 286). C'est donc, d'après les micrographes, à la transformation cellulaire qu'il faut recourir; mais les détails d'histogénie dans lesquels nous devrions entrer pour faire comprendre comment les corpuscules sanguins procèdent de la cellule ne sauraient trouver place ici.

Pour terminer l'histoire de l'évolution du système vasculaire, et pour ne négliger aucun des points qui s'y rattachent, nous devons parler du développement du système lymphatique. Enfin ces organes qui, nommés autrefois glandes sans conduit excréteur, sont désignés aujourd'hui sous la dénomination de ganglions vasculaires, présentent dans leur mode de formation et d'accroissement quelques particularités qui doivent être indiquées ici; car ils sont une dépendance de l'appareil circulatoire, puisque le sang et la lymphe y subissent certaines modifications.

*Développement du système lymphatique.* « Si la connaissance du système lymphatique complétement développé laisse encore beaucoup à désirer, dit M. Breschet, nous sommes dans une ignorance profonde sur la manière dont se développent ses parties.

» Convenons franchement, ajoute-t-il, que cette partie importante de l'organisation animale n'a été autant dire point examinée (*Syst. lymph.*, 1836, p. 175). » On sait cependant que les glandes lymphatiques de l'aisselle et de l'arcade crurale s'aperçoivent déjà au sixième mois. Il paraît que celles du canal intestinal ne deviennent visibles que plus tard. Quand les ganglions apparaissent, c'est sous la forme de simples plexus où la continuité des vaisseaux lymphatiques ne peut être contestée.

*Les ganglions vasculaires*, dont nous devons indiquer rapidement l'évolution, sont la rate, le corps thyroïde et le thymus. Nous pourrions y rattacher les capsules surrénales, dont les fonctions sont mal connues; mais en raison de leur situation près des reins, et surtout en raison de leur analogie avec les organes que nous connaîtrons sous le nom de corps de Wolff, nous croyons plus rationnel d'annexer ce que nous avons à dire de ces capsules au paragraphe relatif à la génésie des organes genito-urinaires.

On peut, avec Burdach (t. III, p. 562), définir les ganglions vasculaires des agglomérations intérieures de vaisseaux qui n'ont aucune liaison avec la périphérie, et dans lesquelles le sang ne se métamorphose que par suite du conflit avec la propre substance organique du corps de l'animal.

On ignore, dit encore le même physiologiste, si ces organes sont primordialement des anses vasculaires qui se ramifient et auxquelles vient s'annexer ensuite de la masse organique primitive, du blastème pour produire le parenchyme, ou si le parenchyme existe d'abord et s'il n'acquiert des vaisseaux que par l'effet de l'attraction qu'il exerce ensuite sur le sang. Cependant, ajoute-t-il, l'analogie rend cette dernière hypothèse plus vraisemblable que l'autre.

La *Rate* paraît après la formation de l'intestin et de l'estomac pendant la dixième semaine, chez l'embryon humain, ou même dès la septième ou la huitième selon Arnold. Non confondue d'abord avec le pancréas, comme on l'a dit, elle naît de la grande courbure de l'estomac, tandis que le premier provient du duodénum; seulement il paraît, d'après les observations de Bischoff, que le blastème de ces deux organes se confond sur la ligne médiane. Tout en augmentant de volume elle reste beaucoup plus petite relativement que chez l'adulte. Sa masse comparée à celle du foie, lorsque ces deux organes sont encore très-rapprochés du moment de leur formation, présente une différence remarquable, car le rapport de la première à ce dernier serait au troisième mois :: 1 : 500, et au contraire :: 1 : 5 chez l'adulte. La rate est extrêmement vasculaire à toutes les périodes de la vie embryonnaire. L'aspect tout particulier qu'elle présente après la naissance ne commence à se manifester qu'assez tard.

La *Thyroïde* apparaît simultanément avec les anneaux de la trachée-artère dans le cours de la septième à la huitième semaine. Provient-elle de cette dernière, comme le pense Arnold, qui admet l'existence d'un conduit excréteur non permanent, mais temporaire, ce que nie Bischoff? ou bien au contraire naît-elle d'un blastème distinct, comme on pourrait être en droit de le supposer? Une réponse affirmative semble manquer encore. Elle se compose d'abord de deux moitiés latérales séparées qui se soudent ensemble au quatrième mois. Elle devient, proportion gardée, plus volumineuse et plus riche de sang qu'elle ne l'est chez l'adulte, les ramifications vasculaires y étant bien plus considérables proportionnellement au parenchyme. On commence à y distinguer vers le sixième mois sa structure propre.

Le *thymus*, organe transitoire comme les corps de Wolff et les capsules surrénales, est, ainsi que ces dernières, encore bien peu connu, et dans ses fonctions et dans son développement. On le discerne dans l'espèce humaine dans la dixième semaine. Il est situé à la partie supérieure de la cavité pectorale, sous la forme de deux masses distinctes placées aux deux côtés de la trachée-artère, et qui, plus tard, se soudent de bas en haut. Il égale les poumons en volume pendant quelque temps, car il continue de croître tant d'une manière absolue que d'une manière relative, jusqu'à la naissance; à partir de ce moment, il croît encore, mais avec moins d'énergie, et paraît s'arrêter à partir de la seconde année; il persiste pendant un laps de temps variable; puis il disparaît à une époque qui n'est pas bien déterminée, à douze ans en général, à trente ou même cinquante, suivant Krause. Au quatrième mois, il présente une texture grenue, et au septième on peut en exprimer du liquide. Chez l'embryon à terme, il a près de deux pouces de large, sur trois environ de longueur, et il pèse environ quinze grammes.

*Développement du tube digestif.* Le développement de l'intestin dans l'embryon commence de très-bonne heure; dès la troisième semaine qui est une époque encore fort reculée (puisque, comme nous l'avons vu, les œufs humains, âgés de moins de vingt jours, n'ont été observés que très-rarement), on peut saisir les premières traces de la formation; mais le plus habituellement, c'est entre la troisième et la cinquième semaine qu'elle a lieu. C'est dans cette période également que se montrent la vésicule ombilicale et l'allantoïde qui sont une dépendance du tube digestif, et dont nous aurons à nous occuper dans ce paragraphe.

Nous devrons également y rattacher les phénomènes du développement des organes glandulaires qui y versent leurs produits de sécrétion, tels que les glandes salivaires, le pancréas et le foie, et de celui des poumons.

Décrire l'évolution de ces différentes parties, c'est à proprement parler, faire l'histoire du feuillet muqueux de la vésicule blastodermique, car c'est de lui que proviennent tous les organes que nous venons de nommer. Ainsi se comprend la valeur du nom qui lui est imposé, puisqu'il se convertit en système des membranes muqueuses.

Sans revenir ici sur les détails précédemment donnés, rappelons en quelques mots les points principaux de sa description. Par sa face interne, il est en rapport avec le vitellus, par sa face externe avec le feuillet séreux ou animal qu'il double dans toute son étendue; il se présente, comme ce dernier, sous forme de sphère dès qu'il commence à se montrer sous une apparence distincte. Il en est séparé par le feuillet vasculaire qui va concourir avec lui à la formation du canal alimentaire et de ses annexes.

L'idée la plus générale qu'on puisse se faire du mode de production de l'intestin consiste à le considérer comme dû à un étranglement de ce feuillet muqueux dont le résultat sera que sa portion qui est en rapport avec l'embryon constituera le tube digestif, et que la portion qui lui est extérieure formera la vésicule ombilicale; mais n'anticipons pas sur la description qui va suivre.

A l'époque où nous sommes, et sur laquelle Baër a le premier fixé l'attention par ses recherches sur l'œuf des mammifères, la portion du feuillet muqueux d'où l'intestin doit procéder, ou plutôt le premier rudiment de l'intestin affecte exactement la même forme que l'embryon. Nous pouvons donc, en nous reportant à ce que nous avons dit du soulèvement des extrémités céphalique et caudale, faire remarquer, en nous servant de la comparaison de Burdach, qu'il a l'aspect d'une nacelle et comparer les parties soulevées aux deux ponts de cette nacelle, l'un antérieur, l'autre postérieur. Sous le premier se trouve la fosse cardiaque de Wolff, ou l'entrée antérieure de l'intestin de Baër, bien que ce pont, comme nous le verrons, ne corresponde point à la bouche; sous le pont postérieur qui résulte d'un soulèvement bien moins considérable que l'antérieur, se voit l'entrée postérieure de l'intestin qui n'est pas l'anus, comme nous le démontrerons. Baër (*Lettre*, p. 7) signale l'analogie remarquable qui existe alors entre l'intestin des mammifères et celui du poulet au troisième jour de l'incubation, tel que l'a décrit Wolff.

« Celui-ci, ainsi que le dit Burdach (*Phys.*, t. III, p. 466), trouve à la face viscérale de la colonne vertébrale et du crâne un point d'appui auquel il s'attache, et la portion ainsi fixée peut ensuite devenir le foyer vers lequel le reste du feuillet s'enroule sur lui-même. Voilà, ajoute-t-il, pourquoi le canal digestif tout entier est d'abord appliqué immédiatement à la tige vertébrale, dont il ne s'éloigne que tard dans les points où, à raison de son accroissement plus considérable en longueur, il est forcé de décrire des circonvolutions. » Or comment se forme ce moyen d'attache, qui n'est autre que le rudiment du mésentère? M. Bischoff l'explique, d'après Baër, en faisant remarquer que c'est seulement aux dépens du feuillet vasculaire que se fait la réunion avec l'axe vertébral, tandis que le feuillet muqueux s'en écarte. Baër appelle lames mésentériques les deux épaississements au moyen desquels se fait l'adhérence du feuillet vasculaire.

La discussion relative à ce que Wolff appelait la suture, nous entraînerait trop loin et serait sans intérêt, attendu que l'opinion de ce célèbre anatomiste n'a pas été confirmée par les recherches ultérieures des embryologistes qui ont repris après lui l'étude du tube digestif. Bientôt après, l'intestin change de forme et, par suite du rapprochement des deux parties latérales qui le constituent, il prend l'apparence d'une gouttière.

A cette première modification en succède une autre, dont le résultat est la transformation de cette gouttière en un tube ou canal clos, à l'exception d'un point nommé par Baër ombilic intestinal, lequel ne permet plus qu'une étroite communication avec la portion du feuillet muqueux de la vésicule blastodermique non transformée en intestin et connue sous le nom de *vésicule ombilicale*.

Les détails dans lesquels nous devons entrer sur cette division du feuillet muqueux, exigeant la connaissance de cette vésicule ombilicale, sa description doit être présentée ici d'une manière sommaire.

Constante dans tous les animaux, mais disparaissant à des époques plus ou moins rapprochées de la formation de l'embryon, la vésicule ombilicale est surtout remarquable chez l'oiseau, en raison du volume considérable du vitellus qu'elle contient et qui, devant lui servir de nourriture, passe de cette vésicule dans l'intestin. Elle est située hors de l'abdomen, si ce n'est chez les poissons où Huthske l'a vue, dès l'origine, renfermée dans sa cavité; mais chez les oiseaux et les reptiles supérieurs, on ne la trouve plus extérieurement vers l'époque de l'éclosion, attendu qu'elle finit par entrer dans le ventre, où elle disparaît bientôt. Il n'en est pas de même chez les mammifères, où la pénétration de cette vésicule dans l'intérieur de l'embryon n'a jamais lieu. La communication, d'abord très-large entre elle et l'intestin, se rétrécit à mesure que la gouttière se transforme en un tube qui ne reste ouvert que dans le lieu de cette communication; celle-ci, s'allongeant, forme un canal ou tube appelé conduit *villo-intestinal* ou *omphalo-mésentérique*. Ce conduit s'oblitère très-tard chez les oiseaux, il l'est de bonne heure, au contraire, chez les mammifères et particulièrement chez l'homme, où M. le professeur Velpeau a constaté qu'après le premier mois de la grossesse ce canal de communication, qu'on peut avec lui nommer pédicule vitellin, s'allonge et devient de plus en plus fin, jusqu'à ce qu'il disparaisse, ce qui a lieu vers la cinquième semaine (*Embryol.*, p. 42). Relativement à la communication du canal intestinal avec la vésicule que nous décrivons, le même observateur a fait des observations très-intéressantes sur la possibilité, dans l'œuf humain, du passage du liquide de son intérieur dans son pédicule (*loc. cit.*).

Diverses opinions ont été émises sur le point du tube digestif avec lequel se fait la communication, Meckel les énumère et les discute (*Man. d'anat.*, t. III, p. 427 et 442), et de cet examen résulte la démonstration positive que l'insertion de la vésicule ombilicale se fait sur l'iléum. Sur cet organe transitoire enfin qui a si peu d'importance chez l'homme, et qui en a beaucoup au contraire chez les ovipares pour leur nutrition pendant l'incubation, on voit un système particulier de vaisseaux qui communiquent avec ceux de l'intestin, ce sont les vaisseaux omphalo-mésentériques dont nous avons parlé à propos du développement du système vasculaire. C'est encore à cette question que devrait surtout se rattacher la description de *l'allantoïde*, puisque c'est par suite de son union avec le chorion et de la vascularisation de celui-ci, qu'elle procède des vaisseaux ombilicaux ou allantoïdiens, que la communication vasculaire s'établit du fœtus à la mère. L'histoire du développement des organes génito-urinaires nous obligera également à parler de cette membrane vésiculeuse, car la vessie, ainsi que nous aurons occasion de le répéter, n'est qu'une simple dilatation de son pédicule nommé ouraque. Elle représente d'ailleurs une sorte de vessie temporaire, puisque, comme nous l'apprendra l'étude des corps de Wolff, les conduits excréteurs de ces derniers viennent s'ouvrir dans l'allantoïde. Toutefois, en ayant égard à ce qui a déjà été dit de ses vaisseaux, nous devons parler ici du sac allantoïdien à cause de l'union intime qui existe entre son développement et celui de l'intestin à l'époqne où se forme la vésicule ombilicale. Nous emprunterons la description suivante à M. Coste qui, dans un mémoire récent, a parfaitement fait connaître les rapports que ces deux vésicules et le tube digestif offrent entre eux, lors de leur formation première.

Prenant pour point de départ le moment où l'ombilic étant encore largement ouvert et où le tube intestinal communique encore avec la vésicule ombilicale, au moyen du canal omphalo-mésentérique, M. Coste décrit de la manière suivante l'apparition de l'allantoïde : « A mesure, dit-il, que le progrès du développement se poursuit, et sans que la forme de l'intestin ou ses relations avec le pédicule de la vésicule ombilicale soient encore sensiblement modifiées, on voit vers l'extrémité caudale, sortir de l'abdomen, par l'ouverture de l'ombilic, une vésicule nouvelle qui émane de l'intestin rectum dont elle n'est qu'un appendice en cul-de-sac; en sorte que, à cette époque, le tube intestinal, la vésicule ombilicale, la nouvelle poche qui vient de naître, communiquent si manifestement ensemble, qu'on peut considérer toutes ces parties comme ne formant qu'un seul système; comme ne circonscrivant en quelque sorte, que des compartiments d'une même cavité. Cette nouvelle vésicule représente l'allantoïde, dont les caractères essentiels sont de communiquer avec le rectum par un pédicule d'origine et de porter sur ses parois les vaisseaux ombilicaux.» (*Comptes rendus des séances de l'Acad. des sc.*, 1843, 2e semestre, p. 864.)

Cette disposition n'a pas été rencontrée seulement chez les mammifères et les oiseaux, mais aussi chez l'homme. M. Coste en a vu une toute semblable sur un fœtus humain long d'une ligne et demie. « On remarquait (*loc cit.*, p. 865), vers l'extrémité caudale, un renflement vésiculeux adhérent à la symphyse du pubis, et communiquant, par un pédicule, avec l'extrémité postérieure du rectum. » Ces observations, confirmées par M. Allen

Thomson d'Édimbourg, et admises par MM. Muller, Wagner et Bischoff, ne laissent pas de doute sur le véritable mode de formation de l'allantoïde.

Que devient cette membrane? M. Coste pense que, tapissant toute la face interne du feuillet séreux de la vésicule blastodermique dont nous avons déjà indiqué la réunion avec la membrane vitelline pour la formation du chorion, elle constitue pour celui ci un troisième feuillet, comme cela paraît évidemment exister chez certains singes dont tout le chorion est vasculaire à une certaine époque; or il ne peut emprunter cette vascularité que des vaisseaux de l'allantoïde.

Cette circonstance peut être due à ce que la formation du placenta a lieu dans un point fort éloigné de celui où l'allantoïde sort de l'embryon; car plus cette dernière gagnera promptement la périphérie, moins la vascularité du chorion sera étendue, et alors il sera difficile de déterminer comment se comporte l'allantoïde, tous les vaisseaux de cette membrane se rendant au placenta qui semble les appeler vers lui.

L'intestin représente d'abord un tube tout à fait droit, parallèle à l'axe de l'embryon, et que le mésentère fixe à la colonne vertébrale. Tout en restant attaché à la colonne vertébrale il présente une anse dont le sommet est dirigé vers l'ombilic abdominal au devant duquel elle sort; de là la distinction en trois portions: une supérieure droite, l'intestin supérieur ou oral, une inférieure droite (intestin terminal ou anal), et une anse intermédiaire (intestin moyen).

L'intestin oral se termine en cul-de-sac à son extrémité supérieure. La bouche n'existe donc point encore à cette époque.

De cet intestin proviennent la cavité buccale, la langue, les œsophages, l'estomac et le duodénum, les glandes salivaires, l'appareil respiratoire, le foie et le pancréas.

La *bouche* paraît durant la sixième semaine, ou plutôt c'est une ouverture qui est l'entrée supérieure du canal intestinal, et dont le développement est en rapport avec celui des arcs branchiaux et des fentes branchiales. La bouche bordée de lèvres ne se montre qu'après la formation des deux mâchoires et des os palatins, c'est-à-dire dans la neuvième semaine, dans l'espèce humaine. Fermées d'abord, les lèvres, au dire de Burdach, s'ouvriraient de nouveau au sixième mois.

La *langue* a pour point de départ la face interne du premier arc viscéral; Burdach dit au contraire qu'elle pousse de la paroi viscérale; elle serait une sorte de hernie de la membrane muqueuse de la cavité buccale. Selon Reichert, son accroissement est rapide; il est remarquable que très-volumineuse et saillante, hors de la bouche au troisième mois, elle y rentre au quatrième : à cette époque les papilles se développent. L'œsophage paraît être une portion du canal digestif qui ne subit point de changements.

Une dilatation de l'extrémité inférieure de l'intestin oral, très-peu apparente d'abord, constitue l'estomac. Par suite de changements successifs de direction, de vertical qu'il était d'abord, il se place dans la position où nous le trouvons chez l'enfant qui vient de naître. Quant au duodénum, c'est la terminaison de l'intestin oral.

De cette anse saillante hors de la cavité abdominale, nommée intestin moyen, la portion supérieure va former, en se contournant sur elle-même, le jéjunum et l'iléon; bien moins développée, sa partie inférieure formera le colon. Ici surviennent des changements de directions compliquées, par suite desquelles le gros intestin et l'intestin grêle affectent les rapports qu'ils doivent conserver, ce qui s'observe chez l'embryon au cinquième mois. Au point de réunion des deux intestins, apparaît le cœcum, dont l'appendice vermiforme n'est qu'un cul-de-sac.

Enfin l'intestin anal devient le rectum. Il faut noter que, semblable dans l'origine à l'intestin oral, il forme d'abord comme lui un cul-de-sac, l'anus vient à sa rencontre du dehors en dedans.

Si nous nous reportons à ce que nous avons dit précédemment des lames mésentériques de Baër, nous comprendrons comment, par l'accroissement de ces lames, le mésentère se trouve constitué. Les changements de direction que les attaches du gros intestin subissent, sont la conséquence de ceux que cet intestin lui-même éprouve. Ce serait sortir des limites que nous avons dû nous imposer que d'insister davantage sur ces phénomènes d'évolution du péritoine dont la description ne serait claire que si aucun détail n'était omis.

Nous avons dit précédemment que l'histoire du développement des glandes annexes de l'intestin devait se rattacher à celles des métamorphoses que le tube intestinal lui-même présente pendant la vie embryonnaire. Le point de départ de la formation de tous ces organes, en effet, est le canal digestif. Les glandes annexes sont les glandes salivaires, le pancréas, le foie, et nous pourrions y joindre les glandes lacrymales. Nous ne ferons que rappeler ici les glandes simples si nombreuses qui existent dans toute la longueur du tube digestif, et qui ne sont que des dépressions de la membrane muqueuse intestinale.

Relativement aux glandes composées, nous pouvons, sans insister sur les divergences d'opinion, dire en peu de mots quelles sont les deux manières de voir principales.

Ainsi, suivant les uns, ces glandes auraient, pour point de départ, une exsertion de la membrane muqueuse : celle-ci formant le canal excréteur qui serait de la sorte le début du développement. Ce conduit se ramifiant, du blastème, ou parenchyme glandulaire, viendrait, par une formation cellulaire, se déposer autour de ces ramifications.

D'autres, au contraire, pensent qu'il n'y a point une exsertion de la membrane muqueuse intestinale, ou que du moins elle serait bien moins apparente, et que par conséquent le canal excréteur ne serait pas la partie formée la première. Ils disent que sur le feuillet externe de l'intestin, on voit, comme premier temps de cette évolution, le dépôt d'un blastème. L'apparition des conduits excréteurs serait le résultat d'une modification de ce parenchyme, par suite de laquelle les cellules dont il se compose se condensant dans certains points, laisseraient entre elles des espaces libres qui constitueraient les canaux d'excrétion. En d'autres termes, ces derniers résulteraient d'une colliquation progressive du blastème, ou se produiraient par la condensation dont nous venons de parler; dans cette dernière supposition, la couche intestinale interne ne pénétrerait que postérieurement dans les conduits excréteurs. La *glande sous-maxillaire* est la première des *glandes salivaires* qui se développe, puis viennent la *sub-linguale* et la *parotide;* Rathke dit au contraire que le pancréas les précède dans son apparition.

Le foie acquiert de très-bonne heure un volume énorme proportionnellement au reste du corps; ce volume diminue graduellement un peu, mais demeure toujours fort considérable. Son poids est à celui du reste du corps :: 1 : 3 vers la fin du premier mois; :: 1 : 18 au dixième mois; :: 1 : 36 chez l'adulte. Pendant le premier mois, il occupe toute la partie inférieure du tronc, de même que le cœur remplit la supérieure. Au second mois, il s'étend jusqu'aux os des iles. Au troisième mois, son lobe gauche ne descend plus si bas, et au quatrième, il ne s'étend plus autant vers la gauche. A partir du sixième mois, son lobe droit n'arrive également plus si bas.

Ces changements tiennent à ce que, surtout depuis le cinquième mois, l'accroissement du foie ne marche plus d'une manière aussi rapide, d'abord dans le lobe gauche puis dans le lobe droit. Ils dépendent aussi de ce que la position de l'organe, d'abord perpendiculaire, se rapproche ensuite davantage de l'horizontalité, la partie supérieure de la face antérieure se reportant davantage vers le haut. On doit enfin les attribuer à ce que les parois abdominales prennent plus de développement, et à ce que la cavité ventrale devient plus spacieuse (Burdach, t. III, p. 483). La vésicule biliaire se montre plus tard et reste presque cylindrique; elle n'admet la bile qu'à la fin du septième mois, bien que celle-ci commence dès le quatrième à couler dans l'intestin. Ce n'est qu'au sixième que sa membrane muqueuse commence à se plisser.

*Développement des poumons, de la trachée-artère et du larynx.* Burdach et Baër regardent les poumons comme une espèce de hernie de l'œsophage; d'après Reichert, ces organes ne sont à leur origine qu'une masse claviforme de cellules, partant de ce qu'il appelle la *membrane intermédiaire*; l'opinion de Bischoff diffère aussi de celle de Baër. Suivant lui, les poumons sont un bourgeonnement de la couche intestinale externe, sans que sa couche interne lui ait communiqué une impression. Il en serait le même de la trachée-artère. Burdach prétend que les poumons paraissent dans l'embryon humain vers la sixième semaine. Voici, d'après cet auteur, comment se fait leur développement : — Dans la région du pharynx, il se forme deux renflements qui ressemblent à de petites verrues dont la figure est à peu près celle d'une mûre;

puis chacune de ces petites verrues s'allonge et produit latéralement d'autres hernies semblables qui s'élargissent plus à leur extrémité en cul-de-sac qu'à leur base, d'où proviennent la forme des futurs lobules pulmonaires et la disposition en grappe de leur ensemble. Pendant ce développement des espèces de hernies de la trachée, il se dépose, autour d'elle, un blastème qui enveloppe ses divisions, les lie ensemble et constitue le tissu cellulaire intra et extra-lobulaire.

Ce blastème opère dans le commencement une réunion apparente des deux poumons, que Burdach et Reichert regardent comme réelle à cette époque; mais Bischoff dit avoir toujours vu leur division dès l'origine. Quant à l'époque à laquelle se forment les vésicules pulmonaires, il n'y a pas grand accord entre les auteurs. Cependant, Bischoff est tenté de croire que c'est vers le sixième mois. Avant ce moment, dit-il, il ne faut pas se laisser induire en erreur par l'aspect des poumons, et croire que leurs cellules sont déjà formées, parce qu'ils offrent une apparence cellulaire à l'extérieur. Le poumon a un développement très-peu considérable chez l'embryon; on dit qu'il ne remplit pas la cavité pectorale entière. D'après Meckel, son poids, comparé à celui du corps, est dans le rapport de 1 : 25 chez un embryon de 16 lignes, de 1 : 27 chez un autre de 29 lignes, de 1 : 43 chez un troisième de 40 lignes, de 1 : 41 1/2 chez un embryon de 4 pouces, enfin, de 1 : 70 au dixième mois. La pesanteur spécifique est énorme, comparée à celle du fœtus qui a respiré; fait d'une haute importance en médecine légale.

Le larynx apparaît d'abord par deux renflements, entourant la partie supérieure de la trachée-artère, qui laissent entre eux une fente étroite.

Bischoff les regarde comme les rudiments des cartilages aryténoïdes, Reichert dit qu'ils sont un bourgeonnement de la face interne du troisième arc branchial. Rathke prétend que les cartilages thyroïde et cricoïde se forment en même temps que les arythénoïdes, l'épiglotte se produit en dernier lieu. On a pu voir, après la sixième semaine, le larynx ayant la forme d'un renflement arrondi, et à huit semaines, Fleischmann y a observé le développement des cartilages. Valentin et Rathke ont soutenu, contrairement à Fleischmann, que la trachée-artère ne se développe pas par deux moitiés latérales destinées à se réunir sur la ligne médiane, mais que ses anneaux apparaissent sous forme de languettes simples qui subissent toutes les phases du développement des cartilages permanents.

*Développement du système osseux.* Chez les mammifères, comme chez le poulet, c'est dans le feuillet supérieur ou séreux de la membrane blastodermique que les os se développent. Pour étudier ce développement d'une manière aussi complète que le comporte la question, nous devrons nécessairement le suivre dans les diverses parties du squelette. Nous commencerons par celui de la colonne vertébrale.

*Colonne vertébrale.* Les anatomistes regardent aujourd'hui, d'un commun accord, la *corde dorsale*, production composée de couches, comme étant la partie primitive de la colonne vertébrale. Les cellules ou globules qui constituent la corde dorsale sont une des premières parties apparentes du germe en voie de se développer. Elles ne tardent pas à se couvrir d'une gaîne hyaline et transparente; bientôt la corde dorsale acquiert une structure fibreuse et les fibres qui la composent paraissent annulaires.

Suivant Rathke, il se dépose, autour de la corde dorsale, un blastème homogène, composé de cellules, se montrant d'abord à droite et à gauche, puis se portant de là en haut et en bas, autour de cette corde dorsale qu'il ne tarde pas à recouvrir entièrement. L'augmentation d'épaisseur se faisant surtout des deux côtés et d'une manière inégale, il en résulte de chaque côté une série de petites plaques séparées les unes des autres par un intervalle étroit dans lequel la masse blastodermique est moins épaisse. Les premières de ces petites plaques se montrent à peu près dans la région qui, par la suite, correspondra à la poitrine; mais elles ne tardent pas à apparaître dans toute la longueur de la corde dorsale. Les plaques d'un côté marchant à la rencontre de celles du côté opposé, tant au-dessus qu'au dessous de la corde, il en résulte qu'elles lui forment une série d'anneaux complets, par leur réunion. D'après Rathke, ces anneaux augmentent de masse, deviennent plus larges et plus épais et étranglent de plus en plus la corde dorsale qui finit par disparaître partout ailleurs qu'entre chaque couple d'anneaux. Les anneaux représentent les corps des vertèbres et les parties persistantes de la corde donnent naissance aux ligaments intervertébraux.

Suivant Müller, la corde dorsale doit être regardée comme l'axe impair du rachis entier et en particulier des sutures des corps des vertèbres; mais jamais, suivant cet auteur, elle ne passe elle-même, ni à l'état cartilagineux, ni à l'état osseux; elle demeure cachée dans les parties permanentes du rachis, qui se développent autour d'elle et qui lui forment une espèce d'étui. Chez la plupart des animaux, elle ne persisterait pas et disparaîtrait de très-bonne heure (*Phys.*, t. II, p. 719).

La masse blastématique qui a donné naissance aux plaques dont nous avons parlé, pousse avant leur soudure en anneaux, des prolongements dans l'intérieur des lames dorsales, de chaque côté de la future moelle épinière. Ces prolongements grossissent dans les points qui correspondent aux plaques du corps des vertèbres, et bientôt les anneaux achevés de la corde dorsale envoient vers le haut des espèces de rayons marchant à la rencontre les uns des autres et embrassant ainsi la moelle. Ces derniers prolongements deviendront plus tard les arcs des vertèbres. Le blastème envoie encore d'autres prolongements. Ceux-ci, comme les précédents, sont placés sur les parties latérales de la moelle : mais au lieu de se porter en haut, comme les rudiments des arcs vertébraux, ils se dirigent d'abord à peu près horizontalement; puis quelques-uns se divisent à peu de distance des anneaux de la corde dorsale, et, de cette division, résulte les côtes et les apophyses transverses. Ceux qui ne la divisent point ne donnent naissance qu'aux apophyses transverses des vertèbres.

Il y a des animaux chez lesquels ces émanations latérales du blastème qui entoure la corde dorsale, restent toujours à l'état rudimentaire, et Müller dit que ce sont ceux chez lesquels la corde dorsale persiste toute la vie. « Ainsi le rachis des myxinoïdes ne présente aucune trace de segmentation, et il n'y a chez ces poissons que la corde dorsale et la couche fibreuse entourant sa gaîne. C'est dans cette couche fibreuse que se produit le squelette (1). »

Les vertèbres et les prolongements du blastème qui constitueront, plus tard, les arcs et les apophyses, deviennent peu à peu cartilagineuses; mais c'est dans le corps vertébral que cette transformation apparaît d'abord.

---

(1) Qu'il me soit permis de rappeler ici, en passant, que mon père, dès 1807, avait noté cette disposition de la colonne vertébrale dans les lamproies. « Elle est formée, dit-il, d'une matière molle qui se durcit à certaines époques de l'année. La masse principale présente, en dessous, une portion arrondie qui semble correspondre aux corps des vertèbres. »

Tous les os ont un point commun dans leur développement; c'est que leur ossification commence toujours par un ou plusieurs points isolés qu'on appelle *points d'ossification*.

Tous les auteurs sont loin de s'entendre, relativement au nombre de ces points, par lesquels se fait l'ossification des vertèbres. Bischoff explique cette dissidence par la différence qui existe, non-seulement entre les diverses vertèbres d'une même colonne, mais encore entre les différents individus. Suivant lui, et le plus grand nombre des anatomistes, si on excepte la première et la deuxième vertèbre cervicale, il se manifeste dans les autres trois points d'ossification, un pour le corps et un pour chaque moitié de l'arc. Mais, suivant Weber, cité par Bischoff, chaque corps de vertèbre a quatre points d'ossification supérieurs et quatre inférieurs, ce qui lui explique pourquoi, chez les fœtus de quatre à sept mois, on voit des divisions horizontales et verticales dans les corps vertébraux. Weber accorde aussi deux points d'ossification aux arcs vertébraux, et un nombre variable aux apophyses épineuses et transverses. Ainsi, au cou, elles en auraient deux, tandis qu'elles n'en auraient qu'un dans les autres régions.

Presque tous les anatomistes pensent que l'ossification se montre d'abord dans les arcs des vertèbres; mais Baër adopte une opinion contraire, et il explique la manière de voir des autres anatomistes, par l'état des points d'ossification du corps, qui sont si cachés, qu'on a de la peine à les apercevoir.

Quoi qu'il en soit, il paraît que c'est du quarantième au cinquantième jour de la vie intra-utérine qu'apparaissent les premiers points d'ossification (Cruveilhier).

*Développement du crâne.* Suivant Müller, le crâne, qui n'est que la continuation de la colonne vertébrale, ne représente, dans le principe, qu'une capsule indivise, avec la base de laquelle se continue la corde spinale, terminée en pointe. Cet état de choses persiste pendant toute la vie, chez les cyclostomes, les raies et les squales.

D'après Bischoff, il se passe autour de la portion céphalique de la corde dorsale, un phénomène analogue à celui par lequel sont engendrées les vertèbres. Il résulte du prolongement latéral de la masse blastématique, la formation de deux espèces d'ailes qui correspondent à la future base du crâne; de la partie antérieure de ces deux prolongements en émanent deux autres entre lesquels en paraît un troisième, faisant saillie dans la cavité crânienne, courbé de bas en haut et d'arrière en avant, dont la convexité est dirigée en devant, et la concavité en arrière, et qui, enfin, occupe entre la première et la seconde cellule cérébrale, une échancrure que le cerveau forme par sa flexion en avant.

Ce sont ces trois derniers prolongements que Rathke appelle *poutres du crâne*. Le médian ne tarde pas à disparaître sans laisser de traces, mais les deux latéraux constituent, comme nous l'avons déjà dit, les rudiments de la base du crâne.

Lorsque le blastème qui entoure la corde dorsale se cartilaginifie, la portion céphalique de la corde dorsale qui disparaît la dernière, est remplacée par le corps de l'occipital qui naît absolument comme le corps des vertèbres. Peu de temps après on voit apparaître un peu au devant le corps postérieur du sphénoïde.

Les prolongements permanents du crâne, que Rathke appelle ses *poutres*, en devenant cartilagineuses, prennent la figure d'une lame qui sera plus tard la *cloison des fosses nasales*, du bord supérieur de laquelle émane une lamelle qui constituera les *cornets supérieurs du nez*, et donnera naissance à l'ethmoïde.

Quant à l'ossification du crâne, voici à peu près ce qu'en disent les auteurs :

Vers la dixième semaine, *l'occipital* offre, à la région de la protubérance externe, deux points d'ossification qui se confondent bientôt. Puis au-dessus d'eux s'en développent deux autres, et quelquefois deux au sommet et deux sur le côté de la portion squammeuse. Meckel en admet huit pour l'écaille, deux pour les condyles et un pour la partie basilaire. Béclard n'en admettait que quatre pour l'écaille. C'est par deux points d'ossification lesquels existent au niveau des arcades orbitaires, que se développe l'*os frontal.*

La plus grande dissidence règne entre les anatomistes au sujet de l'ossification du sphénoïde : Meckel admet que cet os se développe par seize noyaux, Weber par quinze ou vingt, et M. Blandin assure que c'est seulement par dix points que se fait ce développement.

L'ossification des pariétaux se fait par un seul noyau qui apparaît au milieu de l'os vers la dixième ou douzième semaine. L'ethmoïde s'ossifie vers le cinquième mois, et les os propres du nez du deuxième au troisième mois. Le temporal se développe par cinq points d'ossification, dont un pour la portion écailleuse, un pour le rocher, un pour la portion mastoïdienne, un pour le conduit auditif et un dernier pour l'apophyse styloïde.

C'est vers la fin du deuxième mois que se montre, dans la portion écailleuse, le premier noyau osseux du temporal. Vers la même époque il s'en développe un dans la portion pierreuse, et après lui le noyau du cercle du tympan qui reste isolé chez certains animaux, puis le quatrième dans la portion mastoïdienne vers le cinquième mois, et enfin celui de l'apophyse styloïde.

*Développement de la face.* Aujourd'hui il semble bien démontré par les observations publiées par Rathke, en 1826, et confirmé par Baër, Müller, etc., et surtout par Reichert en 1837, que le développement de la face est en harmonie avec celui du reste du squelette. Nous ajoutons ici quelques détails à ce que nous avons dit page 60.

Suivant Rathke, lorsque la partie supérieure de l'extrémité céphalique d'un embryon vertébré se sépare du blastoderme par la clôture des lames viscérales, on voit de chaque côté du cou plusieurs fentes transversales, situées les unes au-dessus des autres, qu'il appelle *fentes branchiales* ou *viscérales*, et séparées par de petites languettes qu'il nomme *arcs branchiaux*.

Relativement au nombre des arcs branchiaux, Baër et Rathke prétendent qu'il y en a cinq chez les oiseaux et quatre chez les mammifères, tandis que Reichert n'en admet que trois. Bischoff explique cette dissidence par le développement successif et non simultané des arcs branchiaux, développement qui se fait d'avant en arrière, de manière que les postérieurs apparaissent seulement quand les antérieurs ont déja subi une métamorphose.

A la face externe d'un prolongement du premier arc viscéral qui s'observe le long de la base du cerveau, on voit se disposer un blastème lequel se transforme d'abord en cartilage et qui, plus tard, donne naissance à *l'os maxillaire supérieur* et à *l'os de la pommette*. L'ossification du maxillaire supérieur de l'homme commence vers le deuxième, et elle est déjà fort avancée à la fin du troisième.

C'est le prolongement lui-même, sur la face externe duquel s'est déposé le blastème du maxillaire supérieur, qui constitue les *os palatins* et les apophyses *ptérygoïdes*. Le développement des os maxillaires et palatins se faisant des côtés vers la ligne médiane, il en résulte que le palais offre d'abord une fente qui disparaît à mesure que ces os se développent; c'est encore à la face externe du premier arc branchial et par son développement, qu'on voit se disposer le blastème qui engendre l'*os maxillaire inférieur*. Suivant Béclard, cet os s'ossifie vers la fin du premier mois, non-seulement par les deux points qui ont été admis par tous les anatomistes, mais encore par deux autres qu'il a trouvés dans l'apophyse coronoïde. Spix est allé plus loin, et il a indiqué deux noyaux pour les apophyses articulaires et les angles du maxillaire inférieur ; il soutient que le développement du corps n'a lieu que par deux lamelles distinctes, dont l'externe apparaît la première, opinion qui d'ailleurs a été admise par Reichert.

*Développement des côtes et du sternum*. Nous avons déjà parlé des prolongements latéraux de la corde dorsale qui viennent constituer les apophyses transverses. Il nous reste à dire qu'à la région thoracique, les prolongements se divisent et deviennent ainsi côtes et apophyses transverses. Ceux qui deviennent des côtes s'accroissent considérablement en pénétrant dans les lames viscérales, et ils convergent jusqu'à leur réunion sur la ligne médiane.

Lorsqu'un prolongement se sépare des autres pour devenir une côte, sa masse devient membraneuse à l'endroit où aura lieu la scission.

Les côtes, par leur réunion, donnent naissance au sternum qui, d'après cela, résulte de deux moitiés latérales. Chez l'homme, on les voit dès la sixième semaine. Kerkingius prétend que les côtes moyennes s'ossifient dès le deuxième mois.

*Développement des extrémités*. Afin de ne pas faire un chapitre particulier pour les membranes, je dirai ici quelques mots de leur développement, indépendamment de celui des os qui les constituent quand les systèmes vertébral et intestinal ont commencé à se développer, on peut distinguer le rudiment des extrémités ayant la forme de languettes minces, qui apparaissent des deux côtés de l'embryon. Leur milieu reste stationnaire ; mais leurs extrémités continuent à croître, et vers la fin du premier mois, on peut y distinguer une partie inférieure aplatie et élargie, qui est le rudiment de la main et du pied, et un pédicule arrondi qui l'unit au corps, et qui est le bras et l'avant-bras, ou la cuisse, et la jambe à l'état rudimentaire.

Vers la sixième semaine environ, la partie aplatie s'est développée, et on y voit quatre échancrures qui indiquent la séparation des doigts ou des orteils. A cette époque les extrémités supérieures sont un peu plus développées que les inférieures; mais elles diffèrent encore très-peu les unes des autres. Les extrémités sont d'abord uniquement constituées par un amas de cellules à noyau, qui se développent d'une manière variable, suivant les parties auquelles elles doivent donner naissance.

*La clavicule* paraît être l'os qui s'ossifie le plus promptement après le maxillaire inférieur. Elle se développe par un point d'ossification, qui apparaît au milieu de l'os. Ce développement est si rapide, que d'après Meckel, la longueur de la clavicule est, vers le deuxième mois, double de celle du fémur.

C'est vers le milieu du second mois que le premier point d'ossification de l'*omoplate* apparaît au niveau de la fosse sous-épineuse. Il y en a cinq autres qui sont épiphysaires, et qui se développent après la naissance; ce sont : un pour l'apophyse coracoïde, deux pour l'acromion, un pour le bord postérieur, et un pour l'angle inférieur de l'os; il n'y en a pas comme on le voit pour l'épine de l'omoplate qui, comme le dit M. Cruveilhier, naît de la face postérieure de l'os, à la manière d'une végétation.

L'*humérus* se développe par sept points d'ossification. Mais il n'y a que celui du corps qui se montre pendant la vie intra-utérine; il apparaît sous la forme d'un petit cylindre qui s'étend progressivement vers les extrémités.

*Les os de l'avant-bras*, dit Bischoff, ne forment peut-être, d'abord, qu'une seule masse cartilagineuse, qui plus tard se divise. D'après Meckel, leur ossification est simultanée, et elle se montre dès le second mois dans le milieu de ces deux os.

Une seule masse cartilagineuse paraît également constituer, dans les premiers temps, *la région du carpe* qui, vers le troisième mois, se divise en autant de cartilages distincts qu'il y aura d'os. Meckel dit avoir vu des points osseux dans le grand os, et dans l'os crochu; mais le plus grand nombre des anatomistes pensaient que l'ossification ne commence qu'après la naissance.

*Les os du métacarpe* s'ossifient au troisième mois de la vie intra-utérine. Cette ossification commence par ceux de l'indicateur et du médius. Les noyaux qui en sont le début, se montrent au milieu de ces os. Les extrémités ne s'ossifiant qu'après la naissance, je n'ai rien à en dire. Je veux seulement rappeler qu'il y en a une qui s'ossifie par le développement progressif du noyau du corps, conformément à la loi établie par M. A. Bérard, suivant laquelle l'extrémité qui s'ossifie avec le corps de l'os, est celle vers laquelle se dirige le conduit nourricier.

Les trois parties osseuses qui doivent se réunir plus tard, pour constituer *les os pelviens*, se développent à l'aide d'un cartilage qui leur est commun.

Du deuxième au quatrième mois, il se développe un point d'ossification au milieu de l'ilion qui, vers le cinquième mois, a déjà la forme que nous lui connaissons. L'ischion ne commence guère à s'ossifier que vers le cinquième mois par un noyau qu'on voit dans sa branche ascendante dont la plus grande partie est encore cartilagineuse à la naissance. Le pubis s'ossifie entre le sixième et le septième mois par un noyau qui existe dans le point où sera plus tard l'éminence ilio-pectiné.

*Le fémur* commence à s'ossifier vers la fin du deuxième mois de la vie intra-utérine. Le point de départ de cette ossification a lieu au milieu de l'os. Le corps est en partie ossifié au troisième mois, mais, comme pour la plupart des os longs, les extrémités ne se développent qu'après la naissance. Müller prétend que l'os est droit pendant la vie intra-utérine.

*La rotule* apparaît dès le troisième mois, mais elle ne s'ossifie que longtemps après la naissance.

*Le tibia* et *le péroné* se développent à peu près comme le radius et le cubitus. Cependant Bischoff ne dit pas qu'ils se développent comme eux par un seul cartilage. Leur ossification commence par le milieu de leur corps, à peu près au commencement du troisième mois; mais un peu plus tôt pour le tibia que pour le péroné; à la naissance, les extrémités de ces os sont encore cartilagineuses.

*Les os du tarse* sont déjà cartilagineux au troisième mois; mais il n'y a guère que le calcanéum et l'astragale qui présentent des rudiments d'ossification tant que le fœtus est encore dans le sein de sa mère.

Les os du métatarse se développent également assez tard, d'ailleurs, par le même mécanisme que les métatarsiens. Le premier noyau osseux se forme, dans ces os, d'après M. Blandin, vers le cinquantième jour de la vie intra-utérine.

*Les phalanges de la main et du pied* se développent par deux points d'ossification, un pour le corps et l'extrémité inférieure ou pour l'extrémité supérieure (Cruveilhier); ce sont les secondes qui s'ossifient les dernières; mais les anatomistes ne s'entendent pas sur la question de savoir si c'est dans les premières ou les troisièmes que se voit le premier point d'ossification qui apparaît à peu près à la même époque que celui des métacarpiens. Le point épiphysaire ne se développe guère que de trois à sept ans.

Si maintenant nous résumons le développement du système osseux, nous verrons que la corde dorsale, rudiment de la colonne vertébrale, s'entoure d'un blastème générateur des prolongements qui constituent la partie osseuse de la tête et du thorax, et que les membres, confondus d'abord dans une espèce de gangue cartilagineuse, se segmentent bientôt longitudinalement et en travers, de manière à constituer des cartilages distincts pour chacun des os qui doivent composer le squelette des membres. Nous avons noté le nombre, le lieu et l'époque d'apparition des points d'ossification; mais il nous reste à dire quelques mots du développement histologique du cartilage et des modifications qui surviennent chez ceux qui s'ossifient. D'abord les points où doivent se développer les cartilages sont comme muqueux (Haller), et ils sont d'autant plus mous, que l'embryon est plus voisin de l'instant de son origine. Ce n'est que vers la quatrième semaine qu'ils acquièrent une consistance plus grande que celle des autres tissus, et qu'ils prennent l'aspect des cartilages.

Les nombreuses et intéressantes expériences de M. le professeur Flourens, entreprises dans le but d'éclairer la question si obscure jusqu'alors du rôle que le périoste joue dans cette transformation, lui ont fourni de curieux résultats, les uns nouveaux, les autres confirmatifs de ceux qu'avait soutenus Duhamel, si fortement combattus par Haller. Malheureusement le temps et l'espace nous manquent pour faire connaître les résultats successifs des expérimentations nombreuses et ingénieusement variées auxquelles il s'est livré pour arriver à analyser les faits complexes qui résultent de la destruction soit du périoste, soit de la membrane médullaire. Ses conclusions sont les suivantes : — Le périoste est l'organe de formation de l'os, et pour le constituer, il ne se transforme pas immédiatement en tissu osseux, comme on a supposé à tort que Duhamel l'avait dit. M. Flourens a constaté que le périoste, de membraneux qu'il est primitivement, passe d'abord à l'état fibro-gélatineux, puis à l'état de cartilage, et enfin d'os. — La membrane médullaire, qui remplit d'ordinaire les fonctions d'organe de résorption, peut suppléer dans les siennes le périoste, lorsque celui-ci a été détruit. On comprend toute l'importance de ces résultats pour le traitement des affections chirurgicales du système osseux.

Les cellules qui sont l'origine des cartilages offrant des particularités qui n'ont pas pu être développées dans l'exposition générale de la théorie cellulaire, nous croyons devoir entrer à ce sujet dans quelques détails histologiques.

Henle dit que sur une tranche mince d'un cartilage en voie de développement, on distingue des fossettes de formes et de grandeur diverses, qui sont remplies d'une masse claire et de globules qui sont, les uns des cellules, les autres des cystoblastes. Des cavités plus petites ne contiennent qu'un seul corpuscule, qui, quelquefois, est entouré d'une substance grenue, que Schwann regarde comme le commencement d'une vésicule secondaire enveloppant un noyau.

Quand ces cavités renferment plusieurs noyaux, il peut arriver qu'il y ait une vésicule particulière pour l'un d'eux seulement, ou bien une pour tous les deux. Henle dit encore que la plus grande variété règne dans les formes des noyaux et des cellules. Suivant ce micrographe, les noyaux sont ronds, ovales, anguleux, lisses, ou tout à fait irréguliers. Les vésicules enveloppant les noyaux ont une forme irrégulièrement triangulaire, conique, carrée, ou en demi-cercle.

Lorsque deux cellules cartilagineuses se trouvent dans une même cavité, elles ressemblent à des segments de cercle dont les cordes se regardent (Henle); dans les autres cas, la pression leur donne une forme irrégulièrement arrondie. Henle admet encore que ces cavités contenant les cellules, et qu'il nomme *cavités du cartilage*, sont tapissées par une membrane mince qui les sépare de leur contenu. Le nombre des cellules va en augmentant à mesure que se fait le développement de ce tissu. Elles sont séparées par une substance intercellulaire, qui suit un développement inverse et qu'on regarde comme le reste du cystoblastème qui les a engendrées.

Relativement à la transformation du cartilage en os, Meckel se propose les deux questions suivantes : 1° pourquoi survient-il une époque à laquelle le cartilage se transforme en os? 2° comment s'opère cette transformation? Laissons-le répondre : « Il est plus que douteux qu'on parvienne jamais à résoudre la première question, de manière à ne point laisser prise au doute.

» Quant à la seconde, la seule chose qu'il soit permis d'assurer, c'est que toutes les théories de l'ossification qu'on a imaginées sont ou vagues ou fausses, et que, dans ce dernier cas, elles s'éloignent d'autant plus de la vérité qu'elles sont plus mécaniques. L'essence de l'ossification, ajoute-t-il un peu plus loin, consiste dans la formation d'un organe nouveau différent du cartilage. La soustraction de la matière liquide a lieu plus rapidement dans quelques endroits que dans d'autres; de là la formation d'un canal médullaire et du tissu celluleux, spongieux, à la place de la substance cartilagineuse, solide et homogène. »

Je ne combattrai pas l'opinion contraire d'Ackermann, suivant laquelle les sinus seraient le résultat de l'introduction de l'air ; car pour qu'on pût soutenir une pareille manière de voir, il faudrait que ces cavités osseuses n'existassent pas avant la naissance.

Aujourd'hui, il est permis d'ajouter quelque chose à ce passage de Meckel.

Valentin, Miescher, etc., ont, en effet, démontré que l'ossification commence par la formation de cavités sphériques et isolées, qui ne sont autre chose que des cellules apparaissant au milieu de la masse cartilagineuse, puis s'allongeant en forme de canal d'abord fermé à ses deux extrémités et s'abouchant plus tard avec d'autres canaux semblables qui lui font suite.

Pendant que s'opère cette modification des cavités, les cellules endogènes et les noyaux de cellules qu'elles renferment disparaissent par résorption ; en même temps, il se produit des conduits transversaux que Valentin regarde comme des prolongements latéraux des canalicules longitudinaux. De l'anastomose de ces conduits entre eux résulte la substance spongieuse des cartilages ; ces canalicules provenant de l'allongement des cavités de ce tissu, sont remplis d'une substance transparente, visqueuse et le plus souvent incolore que parcourent des vaisseaux sanguins de nouvelle formation.

Les corpuscules osseux vides et les canalicules calcaires sont visibles dans la substance intermédiaire, dès avant que la chaux commence à se déposer (Henle). D'après Schwann, qui a étudié l'ossification sur le *pelobates rufus*, la chaux apparaît dans la substance cartilagineuse sous forme de grains obscurs, très-petits, isolés ou réunis. C'est un peu plus tard que les canalicules se remplissent de chaux. Les corpuscules osseux que nous venons de mentionner sont généralement regardés comme étant des cellules ou des prolongements de cellules.

Une des conditions fondamentales de la vitalité du cartilage et de sa transformation en os, est sa vascularisation. Des vaisseaux sanguins, en effet, y pénètrent à travers l'enveloppe périostique et se ramifient dans son intérieur. La couleur et la texture du tissu cartilagineux changent le long de ces ramifications. Sa flexibilité cesse, sa surface devient inégale et striée; il se manifeste des fibres qui s'anastomosent ensemble sous des angles aigus, ou suivent pendant quelque temps une marche parallèle, puis s'unissent par des fibres transversales et ne tardent pas à produire de cette manière un tissu aréolaire. En définitive, la condition générale de l'ossification, ainsi que le dit Burdach, est l'afflux du sang rouge; et l'idée la plus simple qu'on puisse s'en faire est que le cartilage, attirant la substance terreuse de ce sang, subit aussi une métamorphose dans sa composition, se condense d'une manière inégale et cristallise en forme de réseau.

*Développement des dents.* Cesorganes, qui sont une dépendance du feuillet muqueux de la vésicule blastodermique, présentent quelques caractères particuliers qui les distinguent des os; ils offrent cependant avec ces derniers, des analogies qui justifient l'ordre que nous adoptons en plaçant l'histoire de leur évolution pendantla vie fœtale à la suite de celle du système osseux (1).

Nous emprunterons au beau travail de M. le professeur

---

(1) Les expériences faites par M le professeur Flourens sur l'action de la garance, dans le but de déterminer le mode de développement des os et des dents, lui ont révélé l'identité parfaite de l'os proprement dit et de la portion osseuse de la dent. Voici ce qu'il dit à cet égard (*Recherches sur les os et les dents*, chap. VIII, § 4) : Les dents croissent comme les os, par couches distinctes et juxtaposées; dans leur développement, il y a

Blandin sur les dents, la plupart des détails que nous allons indiquer. Dès les premiers temps de la vie intra-utérine (*Élém. d'Anat. descript.*, 1838, t. II, p. 112), au second mois, si l'on examine avec soin les arcades alvéolaires, on y trouve déjà un grand nombre de follicules dentaires. Ils sont très-petits, placés dans la gouttière qui représente les alvéoles à cet âge, et recouverts par la lame, la plus profonde du tissu gengival. M. Serres, qui s'est beaucoup occupé de ce sujet d'embryogénie, a vu qu'à partir du quatrième mois, il se forme dans le tissu lâche des mâchoires, des cloisons fibreuses qui s'ossifient peu à peu en alvéoles. Ces follicules, qui ont des connexions avec les vaisseaux et les nerfs des gouttières, ont leur fond occupé par une grosse papille, dans laquelle pénètrent des rameaux sanguins et nerveux. L'extrémité opposée est continue avec la gencive, avec un prolongement qui est le goulot du follicule dentaire; on nomme ce prolongement *iter* ou *gubernaculum dentis*, sur la structure duquel les anatomistes ne sont pas d'accord. Cette sorte de gouvernail, dit M. Blandin (p. 113), est contracté sur lui-même au point de ne présenter qu'une cavité possible dans les premiers temps, cavité qui doit se dilater par la suite pour laisser passer la dent. Ce follicule sur la structure duquel ont été émises des opinions diverses, a ses parois formées au moyen d'une double membrane unie à la gencive, et qui doit plus

---

tout à la fois suraddition de lames par un côté, et résorption de lames par l'autre. Cette suraddition et cette résorption se font dans la dent en sens inverse de ce qui a lieu dans l'os, la première qui est externe dans l'os étant interne dans la dent, et la résorption qui est interne dans l'os étant externe dans la dent. Il admet enfin, en se fondant sur des expériences et sur des observations très-exactes, que la substance osseuse de la dent ressemble aux os par son tissu, par sa manière de se déposer, par sa manière de croître.

tard, au moyen de sa portion interne, jouer un rôle important pour l'ossification de la dent. Entre le germe et le follicule est placé, selon Purkinje, l'organe de l'émail, noyau d'abord presque sphérique composé de substance grenue; à l'intérieur du follicule on rencontre un liquide contenant, entre autres éléments, du phosphate calcaire dont la proportion va en augmentant toujours, à mesure que le liquide diminue.

Peu de temps après l'apparition du follicule, la portion osseuse de la dent commence à s'y développer, c'est-à-dire, pour les dents les plus précoces, vers le troisième mois de la vie intra-utérine, c'est la couronne de la dent qui paraît la première par autant de points d'ossification qu'il y aura d'éminences cuspidées. Suivant Purkinje, simultanément avec l'ossification commence la production de l'émail, au moyen de la membrane émaillante. A mesure que le développement de la dent avance, elle tend à sortir du follicule.

Mais nous n'avons plus dès lors à nous en occuper, car, en général, c'est après l'époque de la naissance que commence leur éruption, qui ne la précède que dans des cas fort rares.

M. le docteur Emm. Rousseau, dans son intéressante anatomie comparée du système dentaire, cite un fait très-curieux qui doit être rapporté dans cette dissertation, car il a trait à une anomalie remarquable de la vie intra-utérine. Pour découvrir la première dentition du cochon d'Inde, il faut, dit-il, la chercher pendant que l'animal est encore renfermé dans le sein de sa mère. Il s'est en effet aperçu que l'animal ne changeait que la première molaire qu'il appelle utérine, parce qu'elle est absorbée dans l'utérus quatre ou cinq jours avant la naissance (p. 163).

*Développement des muscles.* Le système musculaire *de la vie animale* se développe dans le feuillet séreux, comme la peau au-dessous de laquelle il est placé, et avec laquelle il est confondu pendant quelque temps. Valentin prétend que, dès la huitième semaine, on découvre chez l'embryon humain, des deux côtés de la colonne vertébrale rudimentaire, une masse musculaire longitudinale de laquelle naissent les couches profondes des muscles du dos. Burdach dit également que les muscles sont visibles à la fin du second mois chez l'embryon humain, où ils sont alors gélatineux, mous, pâles, jaunâtres, transparents et minces. Contrairement à l'opinion généralement reçue suivant laquelle les muscles se développent dans les lames dorsales et ventrales, Rathke a cherché à démontrer que ces dernières parties sont seulement provisoires, et que les muscles, comme les os d'ailleurs, se forment dans une masse de nouvelle formation émanant des deux côtés de la corde dorsale.

Les muscles ne se développent pas tous en même temps. D'après Valentin, voici l'ordre dans lequel les principaux muscles apparaissent : 1° les deux couches profondes des muscles du dos, 2° le long du cou, les droits antérieurs de la tête, 3° le droit et le transverse du ventre, 4° les muscles des extrémités, les deux couches supérieures de ceux du dos, les obliques, 5° les muscles de la face. Burdach ajoute qu'ils paraissent plus tôt au bras et à la cuisse, qu'à l'avant-bras et à la jambe, et que dans tous les cas un muscle est, dans toute sa longueur, comme un moyen d'union entre deux cartilages.

Au 4e et au 5e mois, les muscles gélatineux de la huitième semaine sont devenus plus fibreux, plus épais et d'une couleur rouge.

Les fibres musculaires de la vie organique se développent sous le feuillet muqueux. Schwann pense qu'elles diffèrent des fibres musculaires de la vie animale, parce que le nombre des cellules qui constituent une fibre, est moins considérable que celui des dernières, d'où résultent des fibres plus courtes, plus grêles et aplaties. Nous comprenons que Valentin n'ait pas pu déterminer avec certitude l'époque de leur formation, à cause du grand nombre des cellules au milieu desquelles se développent celles qui doivent constituer les fibres musculaires de la vie organique.

Une particularité qu'il est bon de noter ici, c'est que le développement des fibres musculaires du cœur ressemble à celui des fibres musculaires de la vie animale, sauf dans quelques points où il y a une forme transitoire entre les deux systèmes.

D'après Valentin, la fibre *tendineuse* se développe avant la fibre musculaire. Schwann prétend qu'elle provient des cellules; mais Henle dit que ces fibres proviennent du cystoblaste, et qu'elles sont enveloppées par des fibres de noyaux en spirale.

*Développement de la peau.* La peau et ses annexes (couche graisseuse sous-jacente, glandes sudorifères et sébacées, poils et ongles) proviennent du feuillet séreux de la vésicule blastodermique. Quelques anatomistes, et en particulier Burdach, pensent que ce feuillet lui-même pourrait être regardé comme la peau primordiale.

Dès le deuxième mois, on distingue la peau qui est simplement constituée par du tissu cellulaire; les papilles se voient deux mois plus tard; on voit, peu de temps après que le derme s'est formé, une membrane s'en détacher : c'est l'épiderme qui a une épaisseur assez considérable.

Les follicules sébacés paraissent au troisième mois. A la même époque, on distingue déjà les ongles qui ne se durcissent qu'au neuvième mois.

La multiplicité des détails dans lesquels nous sommes obligé d'entrer pour tracer un tableau complet de l'évolution du fœtus, nous force à passer très-rapidement sur ceux que comporterait l'histoire du développement de l'épiderme et des productions épidermiques. Ainsi, nous aurions voulu présenter une analyse des recherches faites par M. le professeur Flourens, sur les rapports de l'épiderme avec les poils et avec les ongles chez le fœtus. Il est en effet arrivé à cette conclusion qu'il y a trois états successifs par lesquels passe l'épiderme, considéré dans ses rapports avec les poils. Dans un premier état, il est lisse, continu, sans gaînes particulières; dans un second, il a des gaînes complètes; et dans un troisième, ces gaînes, toujours percées à leur bout interne qui reçoit le poil, le sont aussi à leur bout externe par où le poil sort (*Anat. génér. de la peau et des memb. muq.*, chap. v, § 4).

M. Flourens a, en outre, constaté que dans les fœtus des quadrupèdes, et particulièrement des quadrupèdes herbivores, l'épiderme passe par-dessus l'ongle; et, en l'enveloppant de toutes parts, il lui forme une gaîne complète (*Id.*, ch. vi, § 3).

Le poil naît d'un follicule; de son fond il s'élève une petite papille conique, la pulpe du poil sur laquelle apparaît bientôt tout à coup le jeune poil consistant en un sommet et une racine, qui est abondamment pourvue de cellules pigmentaires, si le poil est de couleur foncée, mais qui en manque dans le cas contraire, et que, pour cette raison, on a de la peine alors à reconnaître. Au sixième mois poussent les sourcils, les cils et les cheveux qui remplacent le duvet lanugineux.

*Le panicule adipeux* a été vu par Valentin chez un embryon de la quatorzième semaine. A partir de cette époque, il continue à s'accroître en épaisseur d'une manière assez remarquable.

*Les glandes sébacées* naissent vers le milieu ou la fin du quatrième mois : elles sont extrêmement nombreuses et sont destinées à sécréter ce vernis caséeux qui recouvre le fœtus avant sa naissance.

Les glandes sudorifères qui se développeraient pendant la durée de la vie ultra-utérine, sont encore très-petites chez le nouveau-né.

*Développement des organes génito-urinaires.*

*Organes urinaires.* Il en est des organes urinaires comme de ceux qui sont destinés à la respiration dans la série des développements ; et de même qu'il existe, pour la vie fœtale, des appareils respiratoires temporaires, qui font place bientôt à un appareil permanent, de même, l'évolution primitive du fœtus nous présente un système urinaire temporaire, derrière lequel on voit naître et se développer les reins et les uretères vrais qui persisteront après la naissance.

L'appareil urinaire temporaire ne constitue pas l'organe que l'on connaît plus particulièrement sous le nom de corps de Wolff.

*Des corps de Wolff* (1). On nomme ainsi du nom de l'anatomiste qui, le premier, a su les apprécier, deux organes que l'on rencontre seulement chez les fœtus très-jeunes. Ils ont une forme assez généralement fixe, une position toujours identique sur les parties latérales de la colonne vertébrale. Arrivés à leur complet développement ils sont en rapport : 1° avec les reins en arrière, avec les testicules en avant et en dedans, ainsi qu'avec leur propre conduit excréteur, 2° en haut avec les capsules surrénales, et les premiers rudiments des organes respira-

---

(1) Voir dans Valentin l'indication chronologique et l'appréciation des travaux sur les corps de Wolff (*Hist. du développ.*, p. 352). L'histoire des corps de Wolff n'a guère été faite que sur des animaux. Il arrive trop rarement d'avoir à observer des germes humains assez jeunes.

toires permanents.—Leur position, leur structure et leurs fonctions leur donnant avec les reins une analogie frappante, on les trouve parfois désignés sous le nom de faux reins, de reins primordiaux. On les connaît encore sous le nom de corps d'Oken, d'après l'embryologiste qui a cherché surtout à préciser leur signification anatomique et physiologique.

Dans ces derniers temps un grand nombre de travaux ont été entrepris dans le but d'élucider leur histoire; les plus remarquables sont ceux de Jacobson, Rathke, Baër, Müller, Valentin, Coste, etc. Le dernier mot n'a pas été dit cependant sur ce sujet, car, ainsi que nous le verrons, bien des détails n'ont point été suffisamment éclaircis.

La question de leur mode d'origine a été fort contestée. Et d'abord, sont-ils primitivement pairs? Rathke (*Essais sur l'hist. du monde anim.*) prétend que non : Il affirme même avoir parfaitement vu la division se faire sur des embryons d'oiseaux. Mais ses observations sont contredites par celles de J. Müller (*Hist. du développem. des org. génit.*), Baër et Valentin. Sur des embryons de lapin et de rat, Bischoff a vu le développement bilatéral se faire de très-bonne heure.

Lorsqu'il s'agit de déterminer le feuillet blastodermique qui les produit, la divergence dans les opinions est encore plus grande (1). Baër les fait provenir du feuillet

---

(1) Dans la grande physiologie de Burdach, les additions concernant les corps de Wolff ont été faites par Rathke même, et l'on n'y trouve point d'affirmation précise au sujet du feuillet originel du corps de Wolff. « Le système urogénital, est-il dit, naît de la masse organique primor- » dialement déposée *entre* le feuillet séreux et le feuillet muqueux. En » se développant, il contracte des connexions tant avec les productions » de ces feuillets qu'avec le feuillet vasculaire (T. III, p. 565).» Burdach semblerait donc bien plutôt de l'opinion émise par Valentin, qu'ils doivent origine aussi bien au feuillet vasculaire qu'au feuillet séreux, uoiqu'elle en diffère encore beaucoup, ainsi qu'on le voit.

vasculaire de la vésicule blastodermique, et les considère comme une aggrégation de vaisseaux modifiés. Cette opinion semble partagée par Rathke et par Burdach, dit Bischoff. Mais cette assertion de Bischoff, au sujet de Burdach et de Rathke, ne nous semble pas fondée.

Sans admettre de lame productrice spéciale, Bischoff les voit se développer d'un blastème amorphe placé sur les côtés de la colonne vertébrale. De ce blastème se forment des cellules : ces cellules en s'agglomérant constituent des vésicules pédiculées qui bientôt se disposent en série linéaire transversale, et finalement viennent se greffer sur le conduit excréteur placé en dedans, dont le développement suit une marche simultanée. Les pédicules en s'allongeant forment des canaux flexueux susceptibles d'injection. Cette manière de voir n'est que la répétition d'une opinion déjà émise par Müller, à laquelle Rathke se rallie du reste. Si l'on en croit ses observations, ces vésicules offriraient des formes diverses chez les divers animaux. M. Coste nous paraît être l'auteur qui a le mieux apprécié la disposition des canalicules, lorsque le faux rein est à son développement complet. La comparaison suivante donne une idée assez exacte de ce que l'on voit alors : « On peut se faire une représentation assez fidèle de l'état des choses, en se représentant le corps de Wolff, comme une plume dont la tige, creuse dans toute sa longueur, n'aurait de barbes que d'un seul côté, mais des barbes creuses aussi, et qui seraient assez longues pour que, après s'être infléchies sur une de leurs faces, elles pussent encore à leur extrémité libre, s'enrouler ou se boucler de manière à ce que l'agglomération de ces boucles formât, tout le long de la tige, une masse considérable (*Thèse fac. des sciences*, 1840). »

Le corps de Wolff reçoit des vaisseaux en fort grand nombre; ils sont du reste en proportion avec le développement de l'organe. C'est à ces vaisseaux que tiennent les petites glandes sanguines, ou glomérules dont il sera question plus bas. Les artères sont des branches de l'aorte : elles pénètrent l'organe par son bord interne, comme il arrive plus tard pour l'artère émulgente. On a cru qu'ils recevaient aussi des branches des artères spinales postérieures. Le fait n'est pas certain : Bischoff, qui a étudié la question, n'ose pas décider si les artères vertébrales postérieures n'y aboutissent pas. Les vaisseaux chargés d'exporter le sang qui est venu de l'aorte présentent une disposition qui varie aux divers degrés de développement. Dans le principe, ce sont les deux gros troncs veineux que l'on a désignés sous le nom de veines cardinales qui font cet office ; mais lorsque la veine cave inférieure s'est formée, c'est elle qui s'en trouve chargée.

L'étude des corps de Wolff a donné à Rathke l'occasion d'observer un fait du plus haut intérêt. Il a découvert que, chez les couleuvres, les artères du corps de Wolff se divisaient pour former un lacis ou plexus, qui avait avec les glomérules ou glandes sanguines des reins la plus grande analogie. Cette disposition se trouve très-bien représentée dans la pl. III, aux figures 15 et 16 (*Hist. du développem. de la couleuvre*). L'existence de ces glomérules a été également constatée par lui sur les autres animaux.

Elles sont plus ou moins manifestes suivant les espèces. Les ophidiens peuvent en quelque sorte servir de type. Chez eux, la disposition des glomérules et leur groupement en petites grappes se voient avec la plus grande facilité. Il faut plus d'attention pour saisir leur arrangement chez les oiseaux et les mammifères. Les vaisseaux dont chacune de ces petites grappes se trouve pourvue, sont diversement configurés, droits, flexueux, en vrilles même. Leur nombre est considérable chez les ophidiens.

Les glomérules des mammifères en offrent moins que ceux de tous les autres animaux.

Cette disposition existe-t-elle chez l'homme? C'est ce qu'on n'a pas encore constaté.

Nous avons vu de quelle manière les corps de Wolff sortaient de leur blastème, comment les cellules se disposaient en séries linéaires et transversales. Quelles sont maintenant leurs transformations successives? Après avoir passé par ces deux degrés simples de composition, le corps de Wolff présente bientôt la forme d'une lame uniformément épaisse, large, fusiforme, qui s'étend dans toute la longueur de l'abdomen et parfois même de la poitrine, puis bientôt il se ramasse sur lui-même, se condense de manière à prendre la forme d'un haricot, la portion convexe tournée en dehors, la portion concave ou le hile en dedans; le conduit excréteur est couché tout le long du bord interne. Chez quelques animaux, ils prennent une forme pyramidale, la base est tournée en bas.

M. Coste commence par distinguer trois portions : 1° Un filament externe; 2° Une bande fusiforme placée au côté interne; 3° Une masse intermédiaire au filament externe et à la bande fusiforme, c'est-à-dire le corps de Wolff lui-même. La bande fusiforme deviendra le testicule ou l'ovaire. Le filament externe est destiné à devenir le canal excréteur des parties génitales (*spermiducte*, *oviducte*). L'autre portion est le corps de Wolff même.

Bientôt on les verra se condenser de plus en plus, se flétrir et disparaître. Il en sera question à propos de la durée de leur existence. Comme le conduit excréteur joue un certain rôle, surtout dans ces modifications dernières de l'organe, il est nécessaire de le faire connaître.

L'histoire du conduit excréteur du corps de Wolff n'est point encore entièrement faite, et les recherches des divers auteurs laissent beaucoup à désirer sur ce sujet. On n'y trouve en effet rien de bien précis, ou, pour mieux dire, il n'y a aucun accord sur son mode de communication avec l'appareil glandulaire, pas plus que sur sa terminaison du côté de l'allantoïde.

Placé sur le côté interne du corps de Wolff dans la direction de la colonne vertébrale, il se porte comme l'uretère, qui prendra sa place plus tard, vers l'extrémité inférieure de l'intestin, ou plutôt vers la dilatation que l'on considère comme la vessie temporaire, l'allantoïde, dont on serait tenté de le considérer comme un prolongement, une sorte d'extension, ainsi qu'il arrive fréquemment dans la série des développements organiques; mais la pluralité des auteurs pensent qu'il n'en est point ainsi. M. Reichert va même plus loin, en affirmant que l'allantoïde n'est qu'une efflorescence du corps de Wolff. Ce serait la marche inverse, comme on le voit; mais les observations de M. Bischoff montrent positivement le contraire. L'allantoïde lui a toujours semblé entièrement développée lorsque le corps de Wolff apparaît : pour lui, il y a indépendance parfaite entre ces deux organes; chacun a son blastème propre. Le blastème du conduit du corps de Wolff, selon lui, « s'élève de l'angle compris entre » l'intestin et l'allantoïde vers les deux côtés de la colonne » vertébrale. C'est là, dit-il, que les canalicules et leur » conduit excréteur se développent et qu'en même temps » celui-ci entre en connexion avec l'allantoïde; de la » même façon que le conduit d'autres glandes sécrétoires » avec le canal intestinal, sans qu'il y ait primitivement » communication entre l'un et l'autre. La seule et unique » différence *lui* semble tenir à ce que le blastème du con- » duit excréteur des glandes part réellement du tube » intestinal et de ses parois; tandis que dans les corps de » Wolff, il naît indépendant le long de la colonne verté-

» brale et contracte seulement union par le bas avec l'al-
» lantoïde. Leur orifice dans l'allantoïde, quoique très-
» rapproché, serait cependant isolé : une lame étroite de
» tissu, formant cloison, les sépare. » Cette opinion paraît généralement admise. Il y aurait donc erreur de la part de Burdach à dire que les conduits excréteurs des corps de Wolff viennent s'aboucher dans le rectum (Burdach, *Physiol.*, t. III, p. 567, § 2°.)

Les auteurs ne sont pas davantage d'accord sur la manière dont les canalicules se comportent vis-à-vis du conduit excréteur. Les uns veulent (1) que le conduit excréteur règne sur toute la longueur de l'organe, et reçoive les canalicules chacun à sa hauteur et transversalement; les autres pensent au contraire que le conduit ne monte pas plus haut que l'extrémité inférieure du corps de Wolff, vers laquelle les canalicules se sont infléchis. Cette dernière opinion est soutenue par J. Müller, seulement en ce qui concerne les mammifères. La majorité des ovologistes admettent la première disposition chez tous les animaux sans exception.

Müller explique son dissentiment en disant que ce que Oken, *etc.*, considèrent comme le prolongement du conduit, n'est autre chose que le conduit déférent ou la trompe. Cette opinion n'est pas soutenable. Quand le corps de Wolff s'abaisse, on voit distinctement la trompe ou le conduit déférent. D'ailleurs, les injections, le déplacement facile du liquide contenu, l'examen microscopique, donnent toute faveur à l'opinion d'Oken.

La *durée* des corps de Wolff est variable chez les divers animaux. Chez les mammifères ils acquièrent leurs plus

---

(1) Observations de J. Muller sur les oiseaux et les ophidiens ; de Valentin, sur les oiseaux ; de Wolkman et Rathke, sur les couleuvres ; d'Oken et Himly, de Rathke et Bischoff, sur les mammifères.

fortes dimensions longtemps avant le milieu de la vie embryonnaire; chez les oiseaux, vers le milieu de cette vie; chez les reptiles supérieurs, longtemps après qu'elle est parvenue à la moitié de sa durée. Ensuite, comme le corps entier grossit, ces corps augmentent également de volume absolu, mais ils diminuent relativement à la masse totale du corps. Ils diminuent encore d'une manière absolue et finissent par disparaître; mais plus ils ont mis de rapidité à croître, en proportion de toute la durée du développement, plus aussi ils s'effacent de bonne heure : ce qui a lieu un peu plus tôt chez le sexe féminin que chez l'autre. Les mammifères n'en offrent plus trace à la naissance. Une couleuvre en présentait encore des débris considérables un an et un jour après la naissance.

Chez les oiseaux, la résorption du faux rein droit commence avant que celui du côté gauche ait acquis son plus grand développement, et par une analogie curieuse qu'il n'est peut-être pas sans intérêt de rappeler ici, l'ovaire droit des oiseaux s'atrophie pendant l'incubation et disparaît dès les premiers mois qui suivent l'éclosion. Ce serait le contraire chez les couleuvres. Chez les mammifères les corps de Wolff augmentent et diminuent en même temps de chaque côté.

On admet généralement que ces organes n'existent pas chez les poissons. Rathke et Baër soutiennent l'opinion inverse; bien mieux, ils pensent que chez ces animaux les corps de Wolff, au lieu d'avoir, comme dans les trois autres classes de vertébrés, une existence transitoire, continuent à vivre de leur vie primitive, et s'élèvent à la condition d'organe permanent ( Baër, *développement des poissons*, p. 35 ). Rien de pareil ne semble avoir lieu pour les reptiles et les oiseaux.

Chez les mammifères et chez l'homme, les corps de Wolff proprement dits disparaissent de bonne heure, mais il semblerait ne pas en être de même des conduits excréteurs. C'est ainsi qu'on a cru en retrouver des vestiges chez les embryons femelles de l'espèce humaine, dans l'organe qui a été décrit par Rosenmüller ( *de Ovariis embryonum* ). Chez les vaches et chez les truies ils seraient représentés, au sentiment de Jacobson (Jacobson, *des corps d'Oken* ou *Reins primordiaux*, 1830, Copenhague), par ces canaux particuliers, décrits d'abord par Malpighi, puis ensuite par Gaertner, et que l'on rencontre dans l'épaisseur ou dans les plis des ligaments larges de ces animaux. Les recherches de Rathke ( Meckel, *Journal d'anatomie et de physiologie*, t. VI, p. 379 ) semblent confirmer cette manière de voir. Valentin, sans admettre précisément l'hypothèse, la juge cependant fort raisonnable.

M. de Blainville, dans son petit travail ( *Bulletin de la société philomathique*, 1826) sur les conduits de Gaertner, ne se prononce point à cet égard.

Selon M. Coste, ce savant académicien en avait déjà depuis longtemps le pressentiment lorsqu'il l'engagea ( Coste, *Recherches sur les corps de Wolff*, *Thèse de la faculté des sciences*, 20 mai 1840) à faire des recherches sur ce sujet. Dans sa thèse, ce dernier professeur affirme que les conduits de Gaertner doivent être considérés comme des débris du corps de Wolff.

Ces derniers sont évidemment *de nature glanduleuse*, et constituent un véritable appareil de sécrétion. La communication établie entre eux et la vésicule allantoïde conduit naturellement à cette supposition que le liquide sécrété par les corps de Wolff et le liquide allantoïdien peuvent et doivent peut-être se trouver identiques. Ce qui porte le plus sans doute à le croire, c'est la grande analogie que la structure de cet organe présente avec la structure du rein et la présence de l'urée dans le liquide allantoïdien.

Les corps de Wolff, quoi qu'on en ait dit, ont une existence propre; ils constituent un organe parfaitement distinct et n'offrent aucun rapport avec les reins qu'on voit manifestement se développer isolément derrière eux, avec les capsules surrénales qui croissent indépendantes supérieurement, pas plus qu'avec les organes générateurs qui ont aussi leur blastème propre et leur évolution parfaitement séparée. Meckel les comparait aux épididymes.

Rathke en fait aussi provenir les épididymes chez les mâles, il pense qu'ils disparaissent chez les femelles (*Archives*, 1829; *Hist. de la formation des org. génit.*, Dusseldorff, 1830). Ils se flétrissent et disparaissent lorsque ces divers organes au contraire grandissent et s'étalent.

Eu égard à son analogie de position de sécrétion, le corps de Wolff paraît véritablement un rein transitoire.

*Des capsules surrénales.* Arnold les faisait provenir, comme les reins, du corps de Wolff lui-même. Cette opinion n'est pas plus soutenable pour les capsules surrénales que pour les reins; c'est du moins l'opinion de Valentin (*Développ. de l'homme*, p. 415), et les observateurs plus récents semblent la partager entièrement, si ce n'est cependant Huschke (*Anat. des org.*, *Encyclop. anat.*, p. 337), qui paraît donner ce sentiment plutôt comme souvenir d'études que comme le résultat d'une conviction bien assise, et éclairée surtout.

A mesure que le corps de Wolff se flétrit, on voit les capsules surrénales se montrer davantage et prendre plus de volume. On peut dire qu'en général plus les fœtus sont jeunes, plus les capsules surrénales sont volumineuses chez les mammifères et chez l'homme particulièrement : à la naissance même elles conservent encore une certaine importance.

D'après Meckel (*Anat.*, t. III, p. 592), elles sont avec les reins dans la proportion de 2 : 5 dans le sixième mois.

A la naissance elles sont dans celui de 1 : 28.

D'après Huschke (*loc. cit.*, p. 336), elles seraient chez les fœtus : à 8 mois, 1 : 2 — 3 ; nouveau-né, 1 : 3 — 4 ; un mois après la naissance, 1 : 6 ; adulte, 1 : 14 — 25 — 30.

Meckel paraît être celui qui les a observées de meilleure heure. « On les voyait déjà manifestement, dit-il, sur un fœtus de deux mois » (*Anat.*, t. III, p. 592).

Nous ne parlerons point ici de la structure de ces glandes; elle n'a été envisagée encore par personne, au point de vue de l'évolution particulière de l'organe. Nous mentionnerons cependant une dissertation sur les glandes sans conduit excréteur, publiée dans les Archives de Müller pour 1840, dans laquelle se trouvent des observations intéressantes pour nous. Les capsules surrénales d'un fœtus de veau et d'un enfant nouveau-né ont été examinées. Les deux substances composantes existaient bien distinctes. Dans la substance corticale se trouvaient des granulations noires, nombreuses, réunies par une substance gélatineuse en globules irréguliers. Les mêmes globules existaient dans la substance médullaire, mais en même temps il existait des cellules à noyaux très-délicates; une coupe de la glande laissait apercevoir dans son milieu une veine béante, puis un cercle transparent, puis des cercles composés de granulations blanchâtres, entourés des nœuds de vaisseaux, et dégénérant en un cercle jaunâtre sans structure (Huschke, *loc. cit.*, p. 333).

Chez le fœtus la cavité intérieure n'existe pas. Quoi qu'on en ait dit, on n'a point pu constater encore de conduit excréteur aux glandes surrénales, même chez les fœtus qui les présentent au plus haut degré de développement.

Les métamorphoses qu'elles subissent après la naissance ne sont point essentielles; elles diminuent de volume et de poids seulement. Peut-être y a-t-il des modifications plus profondes, mais elles n'ont point été appréciées jusqu'ici. La plupart des ovologistes semblent même avoir à dessein négligé l'étude du développement des capsules surrénales; aussi leur histoire pendant la vie embryonnaire est tout à fait incomplète.

Müller, dans son *Traité des glandes*, ne les a étudiées que chez l'adulte (*De struct. glandul.*); Bischoff et Burdach n'en parlent point; Arnold en dit seulement un mot en passant, et Valentin, dans son *Traité du développement*, ne leur a consacré que deux paragraphes assez courts.

*Des organes urinaires permanents. Reins.* Chez l'homme adulte, chez l'enfant d'un an même, les reins constituent un organe pair placé sur les parties latérales de la colonne vertébrale dans la région lombaire *d'apparence uniforme*, c'est-à-dire de cette forme qu'on a comparée à celle du haricot, lisses à leur surface extérieure, ou n'offrant que quelques traces rares de scissures légères.

Il n'en est point de même chez l'embryon : lorsqu'on étudie l'organe dans la série des développements, on le voit passer par une suite de permutations extrêmement remarquables; toutes ces permutations n'ont pas été observées chez l'homme : les dernières formes que le rein affecte chez les divers animaux ont été seules bien constatées chez lui; mais il y a tout lieu de croire que les faits se passent dans l'espèce humaine comme dans les espèces animales les plus élevées.

Il n'y a point, que je sache, d'observations qui constatent positivement chez l'homme l'époque à laquelle les reins apparaissent. La présence des corps de Wolff faisant fonction d'appareil urinaire, fait supposer que leur évolution doit être assez tardive.

Bien qu'analogiquement moins tardive que dans toute

autre espèce, vu le degré d'élévation de l'animalité, on prétend les avoir constatés vers la septième semaine.

Les reins naissent d'un blastème propre : ils ne résultent en aucune façon de la métamorphose du corps de Wolff, ainsi qu'on l'a à tort prétendu (Arnold). Chez les animaux, on les voit en effet parfaitement distincts de ces corps à toutes les époques de leur évolution : ils sont placés en arrière et en dedans d'eux, et suivent dans leur accroissement une marche précisément inverse : à peine perceptibles lorsque le corps de Wolff est à son maximum de croissance, augmentant progressivement de volume sitôt que ce dernier commence à s'atrophier; volumineux déjà quand le faux rein est flétri, toujours distincts et faciles à isoler.

La surface des reins d'abord lisse, puis fortement chagrinée suivant Valentin, se creuse bientôt de sillons, et l'organe se trouve divisé en lobules plus ou moins nombreux.

Cette disposition lobulée des reins laisse encore chez l'homme adulte des traces de son existence, et elle sert à nous expliquer le mode de formation de l'organe.

Chose singulière, le rein nous offre un développement dont l'analogie avec le développement du corps de Wolff est presque parfaite : situé dans la région que ce corps occupait comme lui, il sort d'un blastème propre, comme lui il naît de cellules qui, en s'agglomérant, forment des vésicules; comme les vésicules du corps de Wolff, les vésicules des reins s'allongent en petits tubes ou canalicules, mais ici commence la différence. Les canalicules du rein, au lieu de rester disposés parallèlement les uns aux autres, et de s'implanter transversalement sur le conduit d'excrétion, se ramassent par groupes, se massent en lobules, condensés vers la portion centrale de l'organe, séparés au contraire vers la portion périphérique; ce qui donne déjà à ces groupes ou lobules l'apparence d'une pyramide, qu'on me passe cette comparaison. Cette pyramide primaire semble se trouver représentée dans l'adulte par la pyramide de Ferrein. Le développement marche, la coalescence des lobules s'opère, deux ou plusieurs lobules se réunissent : voilà l'origine des pyramides de Malpighi, l'origine des mamelons de la substance tubuleuse eux-mêmes. Les pyramides de Malpighi, ou pour mieux dire les mamelons de la substance tubuleuse qu'elles représentent, restent donc dans l'âge adulte comme témoignage de la disposition particulière des conduits urinifères dans l'état fœtal.

L'extrémité périphérique des canalicules est encore droite; ce n'est que par la suite des développements qu'elle s'infléchit, s'incurve, et constitue ces méandres si remarquables qui, sous le nom de tubes de Ferrein, formeront plus tard la substance corticale. Chez l'adulte, ces tubes flexueux n'existent que dans la portion corticale de l'organe, mais chez le fœtus ils sont à la seconde période de la formation rénale lorsque les canalicules ont commencé à se réunir en lobules, la partie importante et presque essentielle du rein. Leur extrémité périphérique représente un cul-de-sac plus ou moins renflé, suivant l'âge; l'autre se voit béante sur le sommet de la pyramide ou du lobule dont nous avons parlé, prête à verser le produit de la sécrétion, lorsque l'appareil sera arrivé au terme de sa maturité, dans les calices et le bassinet, dont la formation est simultanée comme celle du canal excréteur lui-même, l'urétère, dont nous étudierons dans un moment le procédé de développement.

Comment se forment ces canaux? Il y a deux explications principales : dans la première, les canaux se trouvent formés par juxtaposition des cellules disposées de manière à constituer d'emblée un conduit (Henle, *Anat. génér.*, t. II, p. 503); dans la seconde, on admet que les cellules du blastème se condensent en fibres pleines dont le centre se trouve résorbé. Ce serait même des matériaux provenant de cette partie centrale que naîtraient les tubes de formation évidemment postérieure qui s'embranchent sur les premiers, remplissent les lacunes laissées par eux, et servent de ciment pour lier entre eux les lobules aux divers temps (Rathke, dans Burdach; Bischoff, *Physiol. anat.*, p. 355; Valentin, *Développement de l'homme*, à comparer avec les opinions de Prévost et de Cayla sur la structure des reins, leurs vaisseaux de second et troisième ordre. Dans la première hypothèse, les canalicules secondaires sont considérés comme produits par une insertion des premiers, ou par un blastème propre dont la force organique est restée inactive).

Les vaisseaux des reins viennent de la même source que ceux du corps de Wolff; quelques-uns même de ceux qui ont appartenu à ces derniers laissent aux reins des ramifications vasculaires qui sont devenues inutiles (Rathke). « C'est ce qui a lieu en particulier pour les » branches, au moyen desquelles les reins communiquent » plus tard immédiatement avec l'aorte et avec la veine » cave » (Burdach, t. III, p. 575). C'est ce qui arrive en particulier pour les veines cardinales qui d'abord se portaient sur les corps de Wolff, et qui ont ensuite reçu latéralement les veines rénales.

Les petites glandes sanguines décrites par Malpighi, se trouvent sur les vaisseaux du rein chez le fœtus bien plus abondamment encore que sur les corps de Wolff. Toute l'épaisseur de l'organe en est pénétrée; ces glandules sanguines, qui ressemblent à de petits paquets vasculaires, se montrent de très-bonne heure. Les recherches modernes établissent d'une manière positive que ces glandules, ou glomérules, ne sont autre chose que le résultat d'une disposition plexiforme des vaisseaux, contradictoirement aux opinions de Malpighi, qui les regardait comme les acini chargés de sécréter l'urine, de Schümlansky, de J.-F. Meckel, de Bowman lui-même, dont les résultats (*Philos. trans.* dans les *Annales des sc. nat.*, 1844, trad. par M. Milne-Edwards) ont été taxés d'invraisemblance par Huschke, dans la dernière édition de son *Traité de splanchnologie* (*Encyclop. anat.*, p. 300). Ce qu'il y a de parfaitement certain, c'est que, en répétant les expériences de Bowman, on n'arrive pas toujours aux mêmes conclusions.

*Calices, bassinet, uretère.* « Chez l'embryon, dit » Valentin (*Dévelop. de l'homme*, p. 411), ce qui arrive aux » canaux urinifères arrive également aux uretères ; leur » forme extérieure et leur délimitation se dessinent déjà » dans la masse originelle. Dans la suite, l'intérieur se » liquéfie pendant que les parois acquièrent une densité » plus grande. » Ce mode de formation n'entre point dans les idées de Henle, pas plus pour l'uretère que pour les conduits ou canalicules rénaux. Nous connaissons son explication. Bischoff la rejette, quoique ingénieuse, parce qu'elle ne rend pas aussi bien compte des faits que la première. On conçoit que sur une question pareille il soit bien difficile de se prononcer.

Quelque contradictoire que se trouve le résultat de leurs observations sur le mode particulier de formation du canal excréteur, on remarque cependant qu'elles ont un point de départ, une origine commune, à savoir, que l'uretère se développe *sur place*, qu'il n'est une dépendance ni des conduits urinifères du rein, ni de la vessie dans laquelle il vient s'aboucher en dernier lieu ; qu'il a, en un mot, son blastème propre. Il en serait, à ce qu'il paraît, de même du bassinet, dont la forme se trouve indiquée déjà lorsque les premiers linéaments du rein se manifestent, à cette différence près cependant, que le travail d'organisation est plus précoce dans le bassinet que dans l'uretère. Cette précocité semble aussi appartenir à la partie supérieure de l'uretère, et c'est un fait bien remarquable que la concordance, la simultanéité qui existent dans le développement du rein d'abord et de la portion supérieure de son conduit excréteur : d'où sans doute la connexion constante et le défaut absolu d'anomalie entre eux; tandis qu'au contraire les anomalies dans les connexions de l'extrémité inférieure du conduit ne sont point chose rare, peut-être parce que son perfectionnement est plus tardif. Les canaux spermatiques, les trompes, les ovaires, dont le développement est pareil, présentent les mêmes particularités, et peuvent donner lieu aux mêmes considérations. Ainsi se trouvent vérifiées les vues si remarquables émises par M. Isid. Geoffroy (Thèse 1829. *Tératologie*, t. Ier, p. 496), dans sa thèse inaugurale, et reproduites plus tard dans son grand ouvrage de tératologie, sur les anomalies d'insertion des canaux splanchniques. L'extrémité inférieure de l'uretère vient s'aboucher dans la vessie quand déjà les reins et le bassinet paraissent entièrement constitués.

Je n'ai point encore parlé des calices; un mot seulement à leur sujet.

Dans les premiers temps, ils n'existent point. Les bassinets sont simples et très-amples; les calices ne se forment que plus tard, chez l'homme comme chez les mammifères. « Les calices de Burdach se produisent par l'allongement de plusieurs points du bassinet, ce qui le fait paraître pour ainsi dire branchu » (*Physiol.*, t. III, p. 576, trad. Jourdan).

*Vessie urinaire.* L'histoire de l'évolution de la vessie se rattache presque entièrement à celle de l'allantoïde, dont elle n'est, à proprement parler, qu'une modification, une dépendance. En décrivant le perfectionnement de la vésicule allantoïdienne, nous avons vu déjà tout ce qui se rapporte au développement du réservoir urinaire; quelques mots seulement suffiront maintenant pour exposer les dernières modifications qu'elle éprouve.

De l'intestin, comme nous l'avons fait voir, naît un prolongement, une sorte de diverticulum qui gagne l'orifice ombilical et se renfle en vésicule : c'est l'allantoïde. La portion, remplie d'abord d'un liquide particulier, communique librement, dans les premiers temps de sa formation, avec l'extrémité de l'intestin qui lui a donné naissance. Bientôt après elle commence à subir des modifications importantes. La partie extérieure au corps de l'embryon s'allonge en cordon pour servir de support aux vaisseaux qui, un moment plus tard, constitueront la masse essentielle du cordon ombilical; à ce temps du développement, il n'y a plus de perméabilité dans cette partie extérieure. Nous connaissons d'autre part les rapports ultérieurs avec le chorion. La partie intérieure, pédiculaire au contraire, conserve encore sa perméabilité, et c'est à elle seule qu'est dévolue toute la fonction primitive de la vésicule originelle. C'est pour cela que sa capacité, loin de diminuer, augmente; son rôle d'organe permanent commence alors. Déjà les uretères sont venus s'implanter à la partie postérieure, déjà le conduit *urogénital* est sorti de sa masse primordiale; et comme les produits de sécrétion trouvent au travers de sa cavité une issue facile, on commence à voir se fermer l'ouverture de communication entre l'extrémité du tube intestinal et le renflement allantoïdien intérieur, que nous désignerons désormais par le nom de vessie urinaire.

Là ne se bornent pas cependant tous les changements par lesquels elle passe. Il serait en effet difficile de reconnaître à cette description le réservoir urinaire tel que nous le voyons à l'état adulte. Il manque bien peu de chose cependant pour que l'image soit complète : qu'on suive encore un moment la marche de l'organisation, et l'organe apparaîtra dans sa perfection normale.

A ce moment, en effet, la partie supérieure s'amincit, s'affaisse, et se dessine bientôt sous la forme d'un cordon qui laisse encore des traces parfaitement évidentes, bien longtemps même pendant la vie : c'est l'ouraque. Des enfants chez lesquels l'organisation de ces parties s'était arrêtée l'ont parfois présenté perméable à la naissance (Geoffroy Saint-Hilaire).

Suivons un instant, maintenant, le travail organique vers la partie inférieure. La communication inférieure avec le rectum est oblitérée ; un nouveau moyen d'excrétion s'est formé : le sinus ou conduit urogénital, ainsi nommé par Müller et Valentin, parce qu'il est le fond commun duquel on voit croître et se développer, le conduit urinaire ou urètre chez l'homme et la femme, et le conduit génital ou vagin, chez la femme.

Le procédé suivi par la nature pour séparer, pour individualiser, si je puis dire, chacun de ces conduits, est très-simple. Dans la partie supérieure du sinus urogénital on voit se former deux plis, un de chaque côté ; ils grandissent, marchent à la rencontre l'un de l'autre, et se multiplient sur le plan médian du conduit, réalisant ainsi la cloison qui sert à isoler le canal de l'uretère du vagin.

Telle est l'opinion généralement admise aujourd'hui par les auteurs les plus estimés (Valentin et Bischoff la nient positivement, mais il faut avouer que l'explication qu'ils donnent à la place est difficilement compréhensible, laisse des doutes, et remet la question en litige. L'opinion que rejettent ces anatomistes est celle qui a surtout prévalu en France). L'observation directe l'a justifiée dans ces cas. Les études tératologiques lui donnent une autorité imposante. L'étude comparative du développement et de l'organisation des divers animaux lui semble assurer le plus haut degré de certitude auquel une opinion scientifique puisse atteindre.

*Développement des organes génitaux.* L'évolution fœtale des organes génitaux présente un caractère tout spécial. Elle est d'autant plus digne d'attention qu'elle offre avec les perfections ultérieures de l'âge adulte une analogie bien manifeste; lorsque l'enfant vient au monde, l'appareil générateur est tout formé. Toutes les particularités de structure qui appartiennent à l'époque virile peuvent être parfaitement constatées. Il est en un mot aussi fini qu'il le sera jamais. Cependant son rôle physiologique est loin de commencer encore. Il y a pour lui un état d'inertie, de *sommeil* qui contraste avec l'activité des autres appareils organiques. Toutes les autres fonctions dominent la sienne. Il semble n'être modifié par aucune, il n'en modifie aucune lui-même : on dirait qu'il a une existence indépendante, une vie propre, parfaitement distincte au milieu de la vie générale. Ce n'est que vers la 15e à la 20e année qu'on le voit protester contre le long repos dans lequel il a langui, il prend part alors au mouvement général, il se mêle au gouvernement de la machine humaine, l'influence toujours, le domine même. Le moment de sa puissance réelle se montre quand l'animal commence à vivre pour l'espèce et cesse de vivre comme individu seulement.

L'état des organes génitaux chez le fœtus concorde parfaitement avec la loi qui les régit après la naissance. On dirait qu'il existe dans leur formation une inertie, un sommeil, pareils au sommeil et à l'inertie de ces fonctions spéciales.

Les testicules et les ovaires en effet ne commencent à paraître qu'après que tous les autres organes essentiels à l'entretien de la vie ont achevé leur développement.

On les voit naître au bord interne du corps de Wolff sous la forme d'abord de deux filaments blancs cachés sous un repli du péritoine, qui monte au-devant d'eux jusque vers la base de la poitrine. — Cette connexion des organes générateurs avait fait croire à quelques anatomistes qu'ils n'étaient autre chose qu'une émanation des reins temporaires. Cette manière de voir a même prévalu quelque temps, jusqu'au moment où des observations plus attentives sont venues en démontrer l'erreur, et il paraît aujourd'hui parfaitement constaté que ces organes naissent d'un blastème propre, de formation secondaire.

Dans les premiers temps de la production des organes générateurs, il n'y a point encore possibilité de distinguer ceux qui appartiendront à un sexe ou à l'autre, ce qui a fait dire avec quelque apparence de raison que les embryons très-jeunes n'avaient point de sexe. Ils ne tardent pas au reste à prendre des caractères de sexualité non équivoques.

La bandelette blanche dont nous avons parlé se ramasse, s'arrondit et s'abaisse en suivant la direction d'un repli particulier du péritoine dont il sera question dans un moment, ou bien, elle reste oblongue, s'aplatit et prend, relativement au conduit du corps de Wolff, une position oblique ou transversale; on en reconnaît alors aisément les premières ébauches : dans le premier cas du testicule, dans le deuxième de l'ovaire futur.

A dater de ce temps l'individualisation des organes sexuels est achevée, chacun de son côté complète alors son évolution suivant les besoins de sa destination spéciale.

*Testicule.* L'histoire de l'évolution testiculaire pourrait se diviser en quatre périodes parfaitement distinctes et naturelles; à la première, on le voit en connexion avec les corps de Wolff sortant de la masse primordiale, et commençant déjà à revêtir une forme caractéristique. Placé en dehors du péritoine il reçoit ses vaisseaux par sa face postérieure.

Dans la seconde, il n'a plus de connexions qu'avec le conduit excréteur du canal du corps de Wolff, et plus spécialement avec un repli particulier, le *ductus* de Hunter étendu de la partie supérieure de l'abdomen à la région inguinale, tout le long de la région lombaire et iliaque; c'est le long de ce repli que s'accomplit cette migration si remarquable du testicule et que l'on désigne sous le nom de descente du testicule.

La troisième époque coïncide avec l'arrivée du testicule dans le canal inguinal.

La quatrième enfin, est caractérisée par sa descente dans le scrotum où il doit conserver une position permanente.

Nous avons à peu près mentionné tout ce que le testicule présente de remarquable à la première époque de son développement; les particularités qui n'ont point été expliquées, trouveront plus naturellement leur place dans la suite.

Deuxième époque. Descente.—A ce temps du développement, les conduits séminifères, à peine perceptibles lorsque l'organe était encore en place, deviennent très-manifestes; la tunique albuginée elle-même a déjà pris son caractère propre. Pour constater ce progrès il est nécessaire d'enlever le péritoine placé au devant. C'est sans doute au manque de précautions prises à cet égard, autant qu'à la variabilité dans l'époque d'apparition des conduits séminifères chez les divers animaux, qu'il faut attribuer le défaut d'accord qui règne dans les travaux des observateurs qui les ont étudiés.

Valentin, Rathke, soutiennent avoir vu les conduits séminifères, le testicule n'ayant point encore commencé, ou ne faisant que commencer à descendre; Œsterreicher ne croit pas que leur constatation soit encore possible; Valentin les faisait naître de languettes étroites; Bischoff pense qu'ils ont une origine absolument semblable à celle des tubes urinifères. Nous ne décrirons pas plus au long cette période de la formation des canaux du testicule, quelque intérêt histologique qu'elle présente. L'histoire de sa migration convient mieux à notre sujet; la direction qu'il suit dans son déplacement est déjà indiquée plus haut, c'est la direction du ductus. Qu'est-ce que c'est que ce ductus? Du rein au canal inguinal existe un repli très-apparent du péritoine couché tout le long de la région lombaire et iliaque. Il est immédiatement en connexion avec le conduit du corps de Wolff. Comme dans tout son trajet du rein vers la région inguinale, le testicule se trouve toujours avec lui, qu'il l'efface même à mesure qu'il descend, on a supposé qu'il existait une connexion toute directe entre eux. Hunter l'a même considéré comme ayant pour fonction de diriger le testicule.—Un grand nombre d'opinions ont été émises depuis Hunter, sur sa nature; dans toutes on semble s'attacher à lui donner la même destination. Seulement les opinions sont fort partagées au sujet de sa constitution anatomique. — Les uns le veulent plein, les autres creux (Weber); celui-ci le tient pour être de nature celluleuse (Curling?); celui-là le croit musculeux (Hunter; Curling, Cooper, Brugnone, Seiler, etc.); un autre le suppose fibreux (Rathke). Est-il plein, c'est un fil conducteur; creux, c'est un conduit; musculeux, il entraîne par la contraction des faisceaux. Si la nature de ce ductus ne peut fournir la raison de la migration de l'organe, il la trouve alors en lui-même; il descend entraîné par son propre poids.

Tel est l'exposé des diverses opinions émises au sujet

du gouvernail de Hunter. Tel est l'exposé de la marche que suit le testicule avant d'arriver au canal inguinal.

Lorsqu'il arrive à l'orifice interne de ce canal, il pousse devant lui le péritoine, s'en coiffe, pénètre dans la fossette inguinale, et entraîne avec lui quelques fibres éparses de l'oblique interne de l'abdomen; ce sont ces fibres qui donneront naissance au muscle cremaster. Lorsque le testicule est une fois engagé dans le canal inguinal, on ne peut plus apercevoir de vestige du gubernaculum. On dit qu'il reste alors confondu avec les tuniques du cordon.

Enfin il sort par l'orifice extérieur du canal inguinal et arrive dans ses enveloppes. Si on a bien compris la manière dont il se comporte vis-à-vis du péritoine au moment où il le pousse devant lui, on concevra très-bien le mode de formation de la séreuse vaginale, propre et commune.

La descente du testicule est entièrement opérée du septième au huitième mois.

*Ovaire.* — Si nous prenons l'histoire de l'ovaire où nous l'avons interrompue, nous voyons qu'après avoir eu le même développement primaire que le testicule, il descend un peu comme lui, mais beaucoup moins cependant. Déjà la distinction entre les testicules et les ovaires est devenue plus manifeste. Le testicule se reconnaît à ses canalicules; l'ovaire est caractérisé par des lignes parallèles dans l'intervalle desquelles sont déposés de gros globules; l'évolution fait quelques progrès encore, et l'on constate alors dans la substance ovarique des productions de tissus organiques infiniment plus élevés.

On se rappelle qu'en décrivant l'ovule, nous avons déjà dit qu'on avait observé des vésicules de De Graaf, chez les petites filles immédiatement après la naissance. Ajoutons les quelques détails suivants qui se rattachent plus spécialement à l'histoire de l'ovaire; ils serviront de complément naturel aux premiers. Valentin les avait trouvées sur des fœtus de vache. Mais Barry nous a donné des observations bien plus curieuses encore. D'après cet auteur, ce ne serait pas seulement des vésicules de De Graaf que l'on rencontre dans les ovaires des petites filles, ou chez les fœtus femelles, mais bien des ovules mêmes. Ces ovules sont faciles à constater dans la vie embryonnaire, même pendant les premiers mois : ils paraissent également avoir été aperçus dans l'espèce humaine.

Bischoff assure que pour son compte il a parfaitement vu une vésicule qu'il n'hésite pas à considérer comme la vésicule germinative.

Ces vésicules avaient déjà été annoncées depuis longtemps sur les enfants qui viennent de naître; mais, ainsi qu'on le sent aisément, elles étaient loin d'avoir la même signification.

L'ovaire ne quitte point la cavité abdominale quand son développement est complet, il reste fixé sur les parties supérieures du sinus urogénital modifié, comme on le verra un peu plus loin.

Les conduits annexés aux organes génitaux formateurs, oviductes, spermiductes, ou conduits déférents, ont une évolution en tout point parallèle à l'évolution des premiers. La même incertitude que nous avons rencontrée dans les auteurs pour les organes urinaires, et les organes génitaux formateurs, se retrouve aussi lorsqu'il s'agit de déterminer l'origine précise des conduits excréteurs. Quelques auteurs les ont fait venir des corps de Wolff, comme on en avait fait provenir les reins, les testicules. Ils étaient le conduit du corps de Wolff transformé. Évidemment, il y a eu confusion. Les oviductes, aussi bien que les spermiductes, ne naissent point du corps de Wolff. Ils existent en même temps que le conduit excréteur de cet organe, à côté duquel ils sont placés. C'est même là probablement ce qui a occasionné l'erreur, car il est impossible de ne pas reconnaître aujourd'hui que la trompe, ainsi que les canaux déférents, ne naissent pas d'un blastème propre comme tous les autres organes. Je ne dirai rien de la production de leur cavité, pour ne pas répéter ce qui a déjà été mentionné plusieurs fois à propos de formations analogues.

Un mot seulement sur la terminaison de ces organes. La terminaison du conduit séminal, celle de l'oviducte se font de la même manière, vers la partie qui deviendra plus tard appareil génital de réception. Ils s'abouchent sur cette partie que nous avons appris à connaître sous le nom de sinus urogénital, et dont la transformation dernière nous sera expliquée dans un moment.

L'extrémité supérieure, testiculaire chez l'homme, de l'orifice frangé de la trompe, chez la femme se compose d'une façon toute différente. Chez l'homme, le développement se fait simultanément dans toute la longueur du canal déférent, et la jonction s'opère en même temps à l'extrémité testiculaire et à l'extrémité urogénitale. L'extrémité testiculaire est d'abord droite, mais bientôt elle se contourne, les vaisseaux séminifères se groupent en masse et s'infléchissent, et on les voit prendre cette apparence que nous connaissons chez l'adulte sous le nom d'épididyme.

L'orifice supérieur de la trompe ne se réunit point avec l'organe générateur femelle. Son développement s'arrête en quelque sorte : au quatrième mois, chez l'embryon humain, il est déjà dilaté en entonnoir, et offre à peu près l'aspect qu'il conservera dans la suite.

Peut-être serait-il bon de terminer l'histoire des ovaires en rappelant une disposition qui n'a été qu'indiquée lorsqu'il a été question du corps de Wolff. Je veux parler de l'organe de Rosenmüller. Il est assez curieux pour mériter ici une mention spéciale.

« Dans les embryons femelles, on trouve un organe qui » a quelque analogie avec l'épididyme, mais qui dispa- » raît bientôt, et que nous appellerons ovaire accessoire. » Il s'arrête de très-bonne heure à un degré inférieur de » formation, car ses canaux ne se continuent jamais avec » les oviductes. Wrisberg l'avait déjà observé dans le co- » chon, et décrit sous le nom de corps pampiniforme. » Rosenmüller l'a découvert dans les embryons humains. » C'est un corps conique et aplati contenu dans un repli » du péritoine, et dont le sommet se dirige vers l'extré- » mité supérieure de l'ovaire. Il consiste en conduits » très-déliés, qui marchent flexueusement à sa base, » mais se redressent vers l'ovaire et y disparaissent. Mec- » kel n'a pu injecter ces conduits ni par l'ovaire, ni par » l'oviducte. » (Rathke, dans la *Phys.* de Burdach, t. III, p. 598.)

*Développement de l'utérus et des vésicules séminales.* — Au perfectionnement organique des trompes et des canaux déférents se lie naturellement le perfectionnement de l'utérus, du vagin, et de ce que l'on a considéré chez l'homme comme leurs équivalents, la prostate et les vésicules séminales.

En parlant de la formation de la vessie, nous avons appris déjà une grande partie de ce qui a rapport à la formation de ces appareils si essentiels à la fonction génitale. Ainsi, nous avons vu le procédé particulier suivi par la nature, dans la disposition qu'elle donne au réservoir temporaire, que nous avons nommé le conduit ou sinus urogénital, sur lequel les uretères se greffaient.

Lorsque nous avons parlé, il y a un instant, des conduits excréteurs des ovules et de la liqueur spermatique, nous avons dit également que, par leur portion inférieure, ils venaient se fixer aussi sur ce conduit urogénital. Les conduits des corps de Wolff, eux-mêmes, y aboutissaient, ainsi qu'on se le rappelle. Le sinus urogénital est donc un réservoir commun aux sécrétions fournies par les corps de Wolff, par les reins, et par les conduits excréteurs des organes générateurs.

Ce qu'il y a de plus singulier, c'est que lorsqu'il remplit cette fonction commune, il n'a point encore à l'extérieur d'orifice spécial. Ce n'est qu'un peu plus tard que cet orifice va s'ouvrir au dehors : lorsque le travail d'isolement des fonctions sera opéré ou sur le point de l'être

On se rappelle le moyen à l'aide duquel la fonction urinaire s'isole déjà de la fonction génitale. Nous avons vu comment une partie du conduit urogénital s'était spécialisée pour constituer la vessie, et comment il restait encore entre elle et le rectum une portion du sinus urogénital en disponibilité. C'est cette partie disponible qui donne implantation aux oviductes et aux canaux déférents, et qui, sitôt cette implantation opérée, revêt une forme différente dans chaque sexe. Chez le mâle, elle se resserre en avant, se dilate en arrière, et prend l'apparence plus ou moins parfaite de cette poche que nous connaissons sous le nom de *vésicules spermatiques*. Chez la femelle, elle conserve sa dilatation originelle vers le haut, et loin de se rétrécir par en bas, elle semble bien plutôt chercher à s'élargir. Lorsque son extrémité antérieure se sera mise en communication avec le dehors, ce conduit formera le *vagin*. L'*utérus* n'en est que la portion supérieure, et à ce temps de l'évolution, il est impossible d'établir entre eux la moindre différence. Il n'y a réellement pas de ligne de démarcation entre l'un et l'autre; ce n'est que plus tard qu'elle se manifeste. Dans le haut du conduit vaginal, les parois se densifient; des cellules de sécrétion secondaire s'y déposent; un pli se dessine et donne naissance à la rainure utéro-vaginale et au museau de tanche.

Comme l'organisation des conduits excréteurs du sperme ou de l'œuf, et celle du canal, ou sinus urogénital, marchent d'un pas à peu près égal ; il en résulte que chacun de ces organes prend une part sensiblement semblable à la réunion qui s'opère si l'un ou l'autre faiblit dans son développement. La disposition organique propre à celui qui continue sa marche prédomine. En général, c'est le sinus urogénital qui s'arrête ; aussi chez les animaux, les trompes viennent constituer presque en entier les ovaires, qui sont bicornes ; cette disposition se rencontre parfois chez la femme exceptionnellement. A en croire certains observateurs, les petites filles auraient toujours un utérus bicorne pendant la durée de la vie embryonnaire.

*Organes génitaux externes.* Enfin, le conduit urogénital s'ouvre à l'extérieur. Et voici alors la disposition que l'on constate : la distinction des deux sexes est d'abord fort difficile. Chez tous les deux, en avant de l'orifice anal, qui vient lui-même de se compléter, existe l'ouverture urogénitale. La cloison de séparation destinée à isoler l'urètre n'est point encore formée, du moins complétement. Sur son pourtour on remarque en haut, un petit corps arrondi et allongé, terminé en avant par une portion globuleuse, en arrière par une bifurcation, dont chacune des branches descend sur les parties latérales gauche et droite. La face inférieure est creusée d'un léger sillon, c'est le *clitoris* ou la verge avec son gland, ses racines et sa rainure inférieure, ceci se passe vers la dixième ou la douzième semaine. Les parties latérales de ce pourtour constitueront plus tard les grandes lèvres. Chez le mâle ces parties latérales se réunissent, et donnent naissance à un raphé médian, le raphé des bourses. Bientôt un pli cutané paraît au-dessus du clitoris, il se prolonge latéralement. Ce pli n'est autre chose que le capuchon du clitoris chez l'embryon femelle. Il devient le prépuce chez l'embryon mâle. On a déjà reconnu les petites lèvres dans le pli décurrent placé sur les parties latérales. A ce moment, la cloison de séparation de l'urètre est complète, et l'on distingue très-nettement le méat urinaire. La membrane hymen apparaît un peu plus tard chez les petites filles, elle résulte d'une plicature cutanée, comme les petites lèvres. La réunion médiane chez les mâles se prolonge jusque sous la face inférieure de la verge. De là vient que le pli du prépuce n'est point ouvert par en bas comme le pli du clitoris. Ce mode de formation des organes génitaux extérieurs, est en général assez d'accord avec les observations des embryologistes. C'est celui qui rend le mieux compte des anomalies de l'organisation dans les divers cas si variés de monstruosités, par défaut de développement des organes génitaux.

Il nous reste, pour terminer l'histoire des organes de la génération, à dire un mot des mamelles. Nous serons malheureusement très-brefs à leur égard. Les renseignements concernant leur évolution manquent complétement. Meckel dit (*Manuel d'anat.*) qu'elles sont déjà visibles au deuxième mois de la vie embryonnaire. Le mamelon représente une élévation à peine visible, et chose remarquable, à son sommet cependant, se trouve une ouverture assez large ; on en peut même exprimer par la pression un liquide lactescent. Elles ont donc une fonction pendant la vie intra-utérine. Le liquide qu'elles sécrètent est versé dans la cavité amniotique, comme le produit des diverses secrétions du fœtus. Seraient-elles donc un organe de dépuration du sang, un organe d'hématose. On serait tenté de le croire. Ne sait-on pas en effet que des mamelles très-grosses ont coïncidé quelquefois avec l'insuffisance ou « la faiblesse de la respiration. » (Huschke, *Encycl. anat.*, p. 490.)

*Des trois périodes successives dont se compose la vie intra-utérine.* Les différentes phases de l'évolution que nous venons de parcourir constituent dans leur ensemble la vie intra-utérine Elle se partage en trois temps pour l'ordre d'apparition et de développement des organes.

On nomme GERME les premiers linéaments du nouvel être. On le voit apparaître et se développer pendant les quarante premiers jours après la conception. L'EMBRYON se caractérise par la formation complète et progressive de tous les organes; il commence aussitôt que le germe est distinct et se termine au quatrième mois, époque de la viabilité. Enfin, depuis le moment où le petit est viable jusqu'à la naissance, temps employé à la perfection de l'organisme, c'est le FŒTUS ou l'état fœtal.

*De l'embryon dans son ensemble.* L'étude de l'embryon et du fœtus, sous le rapport des formes et de l'ensemble qu'il peut presenter à divers moments de son évolution, ne manque pas d'intérêt, M. Ollivier, dans son article Œuf du Dictionnaire en 30 volumes, s'est occupé de ce sujet; mais les détails dans lesquels il est entré, et d'ailleurs l'absence de faits sur la formation rudimentaire du nouvel être, laissent beaucoup à désirer; Burdach a admis sept périodes, mais les détails dans lesquels il est entré, si nous voulions les reproduire, nous exposeraient à des redites que nous voulons éviter, et nous éloigneraient de notre but qui est d'exposer d'une manière sommaire l'évolution du fœtus. M. Cruveilhier qui a exposé l'évolution du fœtus ayant les pièces de M. Coste sous les yeux, nous servira de guide.

*Conformation extérieure d'un embryon de vingt à vingt-cinq jours.* Suivant M. Cruveilhier, l'embryon humain n'est bien observable à l'œil nu, qu'à la fin de la troisième semaine; au vingt-cinquième jour il a de quatre à six millimètres dans son plus grand diamètre, on distingue facilement l'extrémité céphalique de l'extrémité caudale, il a une grande ressemblance avec le fœtus du lapin de même longueur, fait qui est en faveur de l'analogie de composition. A l'époque primitive des êtres, la tête est aplatie latéralement, les yeux sont très-écartés et rejetés sur le côté, ils se reconnaissent à une petite tache noire; la mâchoire supérieure est représentée par deux tubercules écartés l'un de l'autre; les narines sont également écartées par un bourgeon incisif; quant à la lèvre supé rieure, elle n'est point encore développée, il y a fusion de la bouche et des narines, de sorte que ces deux cavités n'en forment qu'une; la mâchoire inférieure ne présente qu'une pièce avec trace de la division primitive.

Au-dessous de la mâchoire inférieure on trouve de chaque côté trois fentes branchiales, analogues, dit M. Cruveilhier à celles des poissons. On admet généralement que la fente supérieure deviendra l'oreille externe. Les poumons à cette époque sont constitués par cinq a six lobes auxquels se rendent les bronches. Le cœur est déjà très-développé. Le foie est distinct; l'intestin est droit, mais il présente un renflement stomacal; la partie inférieure de l'intestin se termine avec la vessie en un cloaque. Les corps de Wolf existent, il n'y a encore nulle distinction entre les sexes: une seule ouverture existe pour les organes génitaux et l'anus. Les membres supérieurs et inférieurs sont représentés par un petit renflement ou bourgeon latéral. La colonne vertébrale présente sa division en anneaux; aucun point d'ossification n'existe dans le squelette. La vésicule ombilicale et l'allantoïde, avec les vaisseaux qui les accompagnent, sont très-distinctes, le cordon ombilical est très-court, il n'y a pas encore de placenta.

*Description d'un fœtus de* 50 *à* 55 *jours.* A cette époque la vésicule ombilicale et l'ouraque ne peuvent plus être suivis dans le cordon, les villosités du chorion sont seulement développées du côté du placenta. Le cordon ombilical, déjà plus long, permet la disposition en spirale, la tête du fœtus est déjà très-développée.

Les yeux sont rapprochés, les deux narines réunies, les deux bourgeons qui formaient la mâchoire supérieure, réunis entre eux et avec le bourgeon incisif, la lèvre supérieure indivise, les fosses nasales séparées et distinctes de la bouche. Le conduit auditif externe est bien formé. Le cœur, le poumon et le foie sont arrivés à un grand développement, à l'œil nu il n'est point encore possible de distinguer les sexes, quoiqu'il existe des traces des organes génitaux externes. Les corps de Wolff sont atrophiés et les membres se sont notablement développés.

*Description du fœtus à* 3 *mois.* Au troisième mois le fœtus a 12 à 15 centimètres, tous les organes sont appréciables. Le placenta est complétement formé, les vaisseaux omphalo-mésentériques ont disparu, les sexes sont devenus distincts à partir de cette époque; toutes les modifications que va subir le fœtus vont surtout consister dans le développement de tous les organes dont nous avons observé des traces.

Si nous cherchons à déterminer le poids et la longueur du fœtus à diverses époques, nous dirons avec M. Cazeaux: à la troisième semaine il a de 4 à 7 millimètres et pèse 10 à 15 centigrammes.

De la cinquième à la sixième semaine il a 0,015 de longueur et pèse 1 gramme.

A 60 jours il a 0,03 à 0,04 de long, son poids est de 12 à 20 grammes.

A dix semaines, 4 à 6 centimètres, poids 32 à 48 gr.

A la fin du troisième mois, poids 100 à 125 grammes, longueur, 13 à 15 centimètres.

A quatre mois, longueur 16 à 20 centim., poids 230 à 260 grammes.

A cinq mois, longueur, 20 à 27 centim., poids, 250 à 350 grammes.

A six mois, long., 28 à 32 centi., poids un demi-kilog.

A sept mois, longueur, 32 à 36 centimètres.

A huit mois, 40 à 50 centim., 2 kil. à 2 kil. et demi.

A terme il a 50 à 60 centimètres, poids, 3 kil. à 3 kil. et demi.

Les variétés de poids et de volume que le fœtus peut présenter à cette époque sont très-variables; nous ne croyons pas devoir y insister.

*Des théories philosophiques sur l'évolution.* La reproduction étant un des phénomènes les plus curieux de la nature, a dû fixer l'attention de tous les philosophes et de tous les savants. Aussi que d'hypothèses plus ou moins ingénieuses, plus ou moins vraisemblables, ont été imaginées non-seulement pour expliquer la cause première de l'être, mais encore pour nous apprendre dans quel ordre s'achève l'évolution successive des organes! Voilà sans doute deux questions distinctes en elles-mêmes, mais l'active curiosité de l'homme ne les sépare point. Que dis-je? Une théorie de la génération soulève toujours une théorie du développement organique dont elle porte pour ainsi dire le germe avec elle. Il ne nous est pas permis de présenter ici l'histoire approfondie de ces hypothèses plus ou moins hardies. Toutefois, il est indispensable de rappeler sommairement les doctrines dans lesquelles la loi du développement des organes a été successivement formulée.

Les recherches nombreuses qui ont été faites dans ces derniers temps sur le développement de l'œuf et du fœtus ont fait justice de bien des erreurs en nous initiant dans une infinité de faits inconnus. L'étude de l'ovule, sa transformation en vésicule blastodermique, formée elle-même de trois membranes dont chacune donnerait naissance à une série d'organes, laisse sans intérêt cette assertion de Galien, qui prétendait que c'était le foie que l'on voyait apparaître le premier ; nous en dirons autant de celle de Fabrice d'Aquapendente, suivant lequel le système osseux de l'embryon est ce que l'on voit tout d'abord. Ce fait physiologique émis par Harvey et ensuite par Haller, que l'embryon n'existe, en quelque sorte, que par le cœur ; que c'est par l'apparition de cet organe et par sa mise en jeu que l'embryon doit se développer, et cette opinion de Malpighi, que de toutes les parties de l'organisation c'est le système nerveux qui les précède tous, perdent un peu de leur valeur, puisque l'on sait maintenant que le développement des organes qui proviennent de portions distinctes de la vésicule blastodermique peut en quelque sorte être simultané. Est-ce à dire qu'aucun organe ou appareil n'a la prééminence sur les autres dans son apparition. Ce n'est point là notre pensée, mais nous voulons exprimer ce fait, que cette question a perdu de son importance, et qu'il serait superflu de s'y trop attacher au point de vue physiologique. Bien entendu que ce que nous venons de dire ne peut s'appliquer qu'aux premiers moments de la formation du fœtus ; plus tard, lorsque les organes sont formés, il n'en est plus ainsi.

Un exemple fera mieux comprendre notre pensée. Ainsi, bien que le cœur soit l'organe qui manifeste d'abord son existence, ce qui a de tout temps frappé les observateurs, les recherches microscopiques ont démontré que ce sont les premiers rudiments du système nerveux, qui se montrent d'abord, comme nous l'avons dit en parlant de la ligne primitive. — Dans les premiers instants très-courts qui s'écoulent pendant la première période de l'évolution, ce système ne peut exercer une action semblable à celle que traduit la contraction du *punctum saliens*, et quoique un peu antérieur dans sa formation, il semble par cela même être plus tardif. Ce n'est que consécutivement qu'il acquiert de la prépondérance sur l'appareil vasculaire.

L'être humain, en se développant, parcourt une série de modifications qui ont beaucoup fixé l'attention des anatomistes modernes. Meckel et Geoffroy Saint-Hilaire, qui ont tant insisté sur ce sujet, ont prétendu que le fœtus, en se développant, passe successivement par des états qui rappellent la constitution des différents êtres formant les classes des animaux; c'est-à-dire qu'à une certaine époque de sa vie, l'embryon représentera un infusoire, puis un mollusque, puis un poisson, et enfin un reptile, non pas au point de vue physiologique, mais sous le rapport anatomique, ou en d'autres termes, relativement à la forme de certains organes. M. Serres, dans son *Anatomie transcendante*, s'est déclaré partisan de cette doctrine. « Ainsi dit ce savant, les monades parmi les animaux inférieurs seront représentés, en embryogénie, par la vésicule proligère découverte par Purkinje. Les gônes, les volvoces, trouveront leur représentation dans l'état embryonnaire primitif (*Anat. transcend.*, p. 130). » Ainsi, pour l'anatomiste que nous venons de citer, ce ne serait pas seulement au fœtus que cette loi s'appliquerait, mais l'œuf lui-même se trouverait représenté par les êtres occupant le premier degré de l'animalité.

Meckel trouvait les éléments de la théorie que nous venons de signaler, 1° dans le cœur; suivant cet anatomiste, cet organe, ou mieux l'appareil circulatoire, représente successivement celui des méduses, des vers, des arachnides, des crustacés branchiopodes, enfin des poissons, des reptiles et des mammifères.

2° Le système nerveux, par son mode de développement et par ses formes temporaires, représenterait encore quelque chose de permanent dans l'échelle animale, ce que Tiedemann a surtout cherché à démontrer.

3° Enfin si, à l'exemple de Meckel, nous examinions successivement le tube digestif, les parties sexuelles, le système urinaire, le thymus et le système osseux, nous trouverions de nombreux points de ressemblance à signaler. Il n'est pas jusqu'à la forme de l'embryon qui ne puisse être invoquée et qui ne l'ait été à l'appui de cette doctrine; mais, comme le fait remarquer M. Breschet, tous ces points de comparaison n'établissent pas qu'à un certain moment de son développement l'homme soit un mollusque, un poisson ou un reptile; ils démontrent qu'à un moment transitoire de son développement, on trouve en lui quelque chose qui le rapproche des animaux que nous avons cités plus haut. La même doctrine est très-bien exposée par M. Müller. Malgré ces analogies, comme le signale Meckel lui-même (*Manuel d'Anat.*, t. I, p. 58), la forme de l'organisme humain, quoiqu'elle ne soit pas la même à toutes les époques de la vie, offre certaines particularités qui la distinguent de toutes les autres et qui font de notre espèce un groupe spécial.

M. Serres, qui s'est beaucoup occupé d'anatomie de développement, a fait connaître une série de lois qui régiraient, suivant lui, l'évolution de tous les organes.

L'étendue considérable de notre travail ne nous permet pas d'entrer dans la discussion qui devrait accompagner l'exposé complet des vues de ce savant professeur; nous nous bornerons donc à nous en faire l'historien.

Tous les organes, selon cette manière de voir, seraient divisés; ils ne formeraient que plus tard un tout cohérent. « La formation centripète, dit M. Serres, a démontré en premier lieu que dans leur état primitif les organismes sont fractionnés et composés d'éléments qui, par leur association et leur pénétration, changent à chaque instant la forme des organes, depuis leur ébauche primitive jusqu'à leur développement complet. » (*Anat. trans.*, p. 212.) Indépendamment de ce fait capital du fractionnement des organismes, il admet encore que le développement se fait de la périphérie vers le centre. C'est ainsi, d'ailleurs, qu'il exprime cette seconde loi. « De l'apparition périphérique des organes résulte leur duplicité primitive; la moitié des éléments qui doivent les constituer sont à droite de la ligne médiane de l'embryon, la seconde moitié est à gauche (p. 215). » A l'appui de cette loi, cet anatomiste cherche à démontrer un autre fait confirmatif du précédent, savoir que le premier acte de la fécondation consiste à séparer en deux parties égales le disque proligère, à le diviser en deux sacs, l'un à droite et l'autre à gauche, à symétriser enfin les réceptacles des organismes (p. 220). Il résulte de là que la ligne primitive, si diversement interprétée par MM. Prévost et Dumas, Wagner et Baër, est tout simplement un espace vide entre les deux sacs germinateurs.

Parmi les lois émises par ce même professeur, il en est une qui frappe parmi celles dont nous ne pouvons donner une analyse qui nous entraînerait trop loin : nous voulons parler de la loi de symétrie ou de dualité des organismes. Suivant ce professeur, tout organe serait double et viendrait se réunir, suivant la loi de conjugaison, sur la ligne médiane; mais laissons l'auteur formuler cette double loi.

« Or le fait primitif de tous les organismes est leur dualité; tous sans exception sont doubles à leur apparition, tous sont pairs; on trouve à droite du jeune embryon la répétition exacte de ce qui est à gauche. Les organismes impairs qui viennent plus tard sur la ligne médiane former des arcs-boutants de clefs de voûte, ou les arcs-boutants sur lesquels s'appuient les précédents, ne deviennent tels que par la fusion de la dualité primitive qui les constituait dès leur début ; l'embryon résulte de la réunion de deux moitiés d'embryon. »

Mais cette grande loi de formation et de jonction s'applique-t-elle également aux organes intérieurs ou de la vie organique ? A cet égard, il n'y a nul doute pour M. Serres. « Ainsi, dit-il, les deux lames intestinales produiront un intestin unique ; les deux vaisseaux cardiaques se réuniront en un seul, de même que les deux diaphragmes, les deux foies, les deux pancréas, les deux allantoïdes, les deux lames urétrales (p. 254). »

En vertu des lois que nous venons de rapporter, nous avons vu l'embryon se développer, et de double qu'il était ne former plus qu'un seul être. Il importe de signaler comment, à l'aide de certaines ouvertures, il pourra se mettre en rapport avec le moule intérieur et comment certains organes pourront communiquer entre eux. Occupons-nous, pour terminer ce qui est relatif aux lois émises par M. Serres, de la formation des ouvertures, des cavités et des canaux des organismes.

D'après cette manière de voir, toute ouverture est formée par la conjugaison de deux ou de plusieurs parties, ayant la forme de demi-anneaux. On peut en dire autant des cavités et des canaux que l'on rencontre dans l'organisation : tous se forment par la juxtaposition de diverses parties. Dans la théorie de l'épigénèse, toutes les cavités doivent être formées par l'adjonction et l'engrenure de plusieurs parties dont la réunion constitue leurs parois.

*Anomalies du fœtus.* Jusqu'à présent nous avons vu l'ovule apparaître et le fœtus se développer normalement, et arriver à un état complet, mais bien souvent des causes imprévues, inconnues même dans leur nature, viennent agir sur le fœtus au milieu de son développement, et produisent des anomalies nombreuses, des monstres mêmes. L'étude de ces jeux de la nature a toujours fixé l'attention des philosophes et des anatomistes, et nous y insistons à dessein, car notre travail eût été incomplet, si nous n'avions signalé rapidement les faits principaux et accidentels que le fœtus peut présenter pendant son évolution ; de même que l'on est incomplet dans la description d'un organe, lorsqu'on omet de signaler toutes les modifications qu'une cause quelconque lui a fait éprouver. Que d'idées bizarres n'ont point été émises sur la nature de ces êtres difformes, et sur les causes occultes qui pouvaient les produire. Mais depuis un siècle environ, ces phénomènes qui avaient tant excité la curiosité entrèrent enfin dans le domaine de la science, et nous voyons Lemery, Winslow et Haller, traiter des monstruosités avec cette supériorité d'esprit qui les caractérisait. De nos jours, enfin, grâces aux travaux de Meckel, de MM. Geoffroy Saint-Hilaire père et fils, Breschet, Serres, l'histoire des monstres a été créée; une science distincte est née, en quelque sorte, de leurs travaux. Et l'un de ces auteurs, M. Isid. Geoffroy, a présenté d'une manière brillante tout ce que la science possédait sur cette matière dans son traité de tératologie.

La tératologie s'occupe donc des anomalies et des monstres. Mais, qu'entend-on par ces mots anomalies, vices de conformation et monstruosités? Pour M. Isidore Geoffroy Saint-Hilaire on doit entendre par être anomal, tout être qui s'éloigne de la grande majorité des individus de son espèce, et par anomalie une variété d'organisation qui n'exerce aucune influence sur les fonctions de l'organe qui en est le siége, et qui ne modifie en aucune manière la forme extérieure du corps (*Traité de tératologie*, t. I, p. 36 et 39).

Le vice de conformation au contraire est visible à l'extérieur, et gêne plus ou moins l'action de l'organe (38, même ouvrage).

Mais si les modifications sont plus profondes, si elles sont plus apparentes, si elles gênent l'accomplissement des fonctions de l'être qui en est affecté, si en un mot elles rendent l'existence impossible, elles constituent la monstruosité (40, même ouvrage).

Toutes les modifications que les organes peuvent éprouver n'ont pas la même importance, elles peuvent frapper des organes dont la fonction physiologique est peu importante, ou bien des organes dont la fonction au moment de la naissance est nulle; d'autres au contraire sont capitales, en ce sens qu'elles affectent les organes dont la mise en jeu est liée inévitablement à la manifestation de la vie extra-utérine.

Parmi les auteurs qui se sont occupés de tératologie, plusieurs ont proposé des classifications qui ont eu cours dans la science.

Mais la méthode zoologique leur est-elle applicable, peut-on les diviser en classes, genres, espèces? M. Charvet, et après lui M. Ollivier, se sont opposés à cette manière de considérer les faits (178, t. xx, *Dict.* en 30 vol.). Les classifications les plus importantes, et qui sont adoptées, sont celles de Meckel, Malacarne, modifiées et acceptées par M. Breschet; enfin celle de M. Charvet. Ce serait nous écarter de notre sujet que d'exposer toutes ces classifications, aussi ne nous arrêterons-nous qu'à celle qui a été proposée par M. Isidore Geoffroy-Saint-Hilaire. Ce professeur classe de la façon suivante tous les éléments du sujet qui nous occupe.

La première classe est relative aux *hémitéries*, qui comprennent comme division principale les *hétérotaxies*, c'est-à-dire, tout ce qui est relatif au volume, à la forme, à la structure, à la disposition, au nombre et à l'existence des organes, ainsi qu'à leur déplacement partiel ou général.

La seconde comprend les *hermaphrodismes*, qui ne sont que des déviations du type spécifique, complexes, presque toujours apparentes à l'extérieur, congéniales, et consistant dans la présence simultanée des deux séries ou de quelques-uns de leurs caractères. Les hermaphrodismes peuvent encore se diviser en ceux qui existent 1° sans excès dans le nombre des parties; 2° en ceux avec excès dans le nombre des parties.

La troisième, enfin, comprend les *monstres*, les uns *unitaires*, les autres *doubles*. Les premiers forment trois ordres : les *autosites*, les *omphalosites* et les *parasites*. Il n'y a que deux ordres parmi les seconds : les *autositaires* et les *parasitaires*. Plus de détails nous entraîneraient trop loin, aussi voulons-nous rester au point de vue général de la question.

Les anomalies, en prenant ce mot dans toute son extension, sont fréquentes. Suivant M. Isidore Geoffroy-Saint-Hilaire, à Paris, il y aurait un monstre sur 3,000 naissances. Plusieurs espèces animales sont soumises, comme l'homme, à différents vices de conformation; nous citerons particulièrement le chien, le chat, le lapin, le cochon, le cheval, la chèvre, le mouton, le bœuf, le pigeon, la poule, l'oie.

Y a-t-il des signes qui puissent faire reconnaître, pendant l'état de grossesse, l'existence d'un monstre? Quelques circonstances peuvent le faire craindre, mais il n'y a rien de bien positif à cet égard.

Il est de ces êtres imparfaits qui peuvent vivre et se reproduire; mais un grand nombre, s'ils vivent, ne peuvent avoir qu'une existence malheureuse; d'autres enfin, sont voués à une mort certaine, par le fait seul de leur organisation anormale.

Les organes multiples de ceux qui ont le plus d'homologues, sont ceux qui présentent le plus d'anomalies, et celles qui sont les moins graves. Un autre fait également capital, signalé par MM. Isidore Geoffroy-Saint-Hilaire et Andral, c'est que les organes sont d'autant moins anormaux, qu'ils se développent les premiers.

Suivant la loi du développement centripète, formulée par M. Serres, et admise en tératologie par l'auteur que nous venons de citer, les vices de conformation seraient moins nombreux sur les parties latérales que sur les régions médianes.

Enfin nous devons encore signaler comme fait général la modification que la région éprouve ainsi que les parties voisines quand un organe vient à manquer. Toutefois il est rare qu'un organe manque complétement, M. Geoffroy-Saint-Hilaire a démontré que toujours, dans ce cas, on trouvait quelques-uns des éléments de l'organe absent. La prééminence du sexe féminin dans les anomalies est un fait qui a frappé tous les tératologistes. Je signalerai encore la symétrie ou au moins les dispositions binaires dans toute la série des monstruosités.

M. Serres a beaucoup insisté sur la concordance des anomalies du système vasculaire avec les anomalies des autres systèmes, mais cette loi tératologique est loin d'être admise par tous ceux qui se sont occupés du même sujet.

Les anomalies peuvent porter sur plusieurs organes à la fois; mais un fait curieux signalé par M. Geoffroy-Saint-Hilaire est que les êtres anormaux se réunissent par des parties analogues; cette loi, toute générale qu'elle est, subit cependant quelques exceptions signalées par M. Ollivier dans l'article que nous avons cité.

Dans l'exposition rapide que nous allons faire des anomalies, nous ne parlerons pas de toutes celles imaginées par les anciens et qui n'ont point de faits précis pour les étayer. Winslow admet avec Regis que les monstres seraient issus de germes originairement monstrueux.

Cette doctrine, combattue par Lémery, fut cependant à peu près celle de Haller.

M. Isidore Geoffroy-Saint-Hilaire a divisé les causes des anomalies en prochaines et en efficientes. Les premières comprennent les maladies du fœtus admises par Chaussier, Morgagni, Béclard et Dugès, mode de développement admis par Meckel, Serres, Breschet et Blandin, et rejeté par MM. Cruveilhier et Velpeau.

Les adhérences anormales du fœtus admises par M. Geoffroy-Saint-Hilaire sont également comprises dans les classes des causes prochaines. Nous en dirons autant de la loi de M. Serres sur le rapport des vaisseaux et des organes auxquels ils se rendent. Ces faits que nous venons de mentionner s'appliquent surtout aux monstres simples. Mais pour expliquer les monstres multiples, on a émis d'autres opinions, telles que la fusion des germes primitivement séparés, une inflammation adhésive, l'existence de courants électriques, etc. Les causes efficientes sont, suivant M. Isidore Geoffroy-Saint-Hilaire, les chutes et les coups sur la région épigastrique qui amèneraient à une certaine époque de la grossesse une monstruosité déterminée; enfin l'imagination de la mère et l'hérédité. Cette dernière cause, en effet, est telle, qu'elle peut se manifester sur plusieurs générations successives, comme le fait remarquer M. Demarquay dans un travail sur le bec-de-lièvre.

---

PARIS. — IMPRIMERIE DE FAIN ET THUNOT,
Rue Racine, 28, près de l'Odéon.

www.ingramcontent.com/pod-product-compliance
Ingram Content Group UK Ltd.
Pitfield, Milton Keynes, MK11 3LW, UK
UKHW022104190726
13855UKWH00002B/626